小器官　大健康

肾上腺疾病100问

主　编

胡卫列　曾钦松

SPM 南方出版传媒

广东科技出版社 | 全国优秀出版社

·广　州·

图书在版编目（CIP）数据

小器官　大健康：肾上腺疾病100问 / 胡卫列，曾钦松主编. —广州：广东科技出版社，2018.7
ISBN 978-7-5359-6933-0

Ⅰ．①小⋯　Ⅱ．①胡⋯ ②曾⋯　Ⅲ．①肾上腺疾病—诊疗—问题解答　Ⅳ．①R586-44

中国版本图书馆CIP数据核字（2018）第075856号

小器官　大健康——肾上腺疾病100问
Xiaoqiguan Dajiankang — Shenshangxian Jibing 100 Wen

责任编辑：赵　杰　曾永琳
装帧设计：友间文化
责任校对：陈　静　杨崚松
责任印制：彭海波
出版发行：广东科技出版社
　　　　　（广州市环市东路水荫路11号　邮政编码：510075）
http: //www. gdstp. com. cn
E-mail: //gdkjyxb@gdstp. com.cn（营销）
E-mail: /gdkjzbb@gdstp. com.cn（编务室）
经　　销：广东新华发行集团股份有限公司
印　　刷：佛山市浩文彩色印刷有限公司
　　　　　（佛山市南海区狮山科技工业园A区　邮政编码：528225）
规　　格：787mm×1 092mm　1/32　印张8.375　字数200千
版　　次：2018年7月第1版
　　　　　2018年7月第1次印刷
定　　价：39.00元

编 委 会 名 单

主　　编　胡卫列　曾钦松

参编人员（以姓氏笔画为序）

王　尉　　王敏捷　　刘　俊　　朱　沂　　陈　葵

汪帮琦　　吴义高　　肖维仁　　肖远松　　杨成林

杨　青　　杨涛纬　　应　敏　　张　磊　　张长征

张利朝　　张小明　　赵　旭　　赵永斌　　钟新泰

薛永平

序

　　肾上腺这个器官很多老百姓都没有听说过，不像乳腺、前列腺等器官那样经常在电视、网络和微信上看到、听到。原因有二：一是肾上腺长得比较隐蔽，体积也不大；二是肾上腺疾病发病率不高。但是，随着对肾上腺疾病认识的不断深入，以及大家对高血压病、肥胖等临床症状和疾病的新认识，肾上腺疾病的诊断和治疗越来越受到广大医生和患者的重视，治疗理念不断得到更新。肾上腺疾病的发病率呈逐年上升的趋势。患者人群逐渐扩大，而他们也正想方设法地寻找相关的资料，提高对该疾病的了解和认识，更好地配合医生的诊疗。

　　肾上腺作为人体重要的内分泌器官，其结构的特殊性决定其相关疾病的隐蔽性、多样性及复杂性。虽然对肾上腺疾病的认识不断深入，但该类疾病的诊断和治疗还有不少难点、疑点仍困扰着广大医生及患者。

　　在这样的背景下，该书作者胡卫列教授、曾钦松博士等泌尿外科团队成员，基于长期的肾上腺疾病治疗经验和科研知识，首次用易于引起读者共鸣的问答形式、生动通俗的语言和图文并茂的版式，向读者讲解肾上腺解剖学、内分泌学特点，肾上腺嗜铬细胞瘤、皮质醇增多症和原发性醛固酮增多症等肾上腺常见疾病的科普知识。该书紧扣患者及家属最关心的问题，涵盖了肾上腺的基础知识、临床诊治要点、难点和患病后如何促进康复等内容。

　　在此，我特别推荐此书，相信该书能成为继《前列腺疾病100问》之后，又一本新的问答式医学科普力作，答患者之所问，解患者之所惑，并使广大读者对肾上腺常见疾病的临床诊治状况有比较全面的了解。

中国工程院院士　海军军医大学校长
中华医学会泌尿外科学分会主任委员

目录
Contents

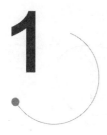

肾上腺在人体什么位置？

对于带有"腺"字的器官，大家可能听说过前列腺、乳腺、胰腺、扁桃腺等，但很多人都不知道身体内还有肾上腺这么一个器官。肾上腺是人体内极为重要的内分泌腺体。

有人会问，前列腺是男性才有的器官，那么肾上腺呢？也是男性才有吗？

肾上腺，顾名思义，即位于肾脏上方的腺体。我们知道肾脏是男女都有的主要脏器，肾上腺也是男女都有的。正因为它紧贴肾脏，也就是附着泌尿系统，所以在医院临床工作中，肾上腺疾病一般也是泌尿外科医生主治的疾病之一。同时肾上腺也是内分泌器官，因此有时候也被收治在内分泌科进行治疗。通常肾上腺疾病患者在内分泌科进行检查诊断和内科药物治疗，而在泌尿外科进行诊断和手术治疗。

首先，我们来了解肾脏的位置，以便进一步认识肾上腺在体内的位置和结构。

肾脏是泌尿系统的第一站，它的形状像两颗巨大的蚕豆，分别依附在脊柱两旁。肾脏是人体的"污水处理厂"，每天产生1.5~2L尿液，由此将机体内过多的水分、电解质（钠离子、钾离子、氯离子等）以及血液内的有毒物质排出体外。

肾上腺左右各一，位于肾脏的上方，就像两边肾脏各戴着一顶"帽子"（如图1）。左侧肾上腺比右侧肾上腺稍微高一点。二

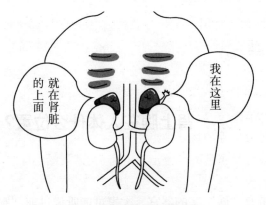

图1 肾上腺解剖位置示意

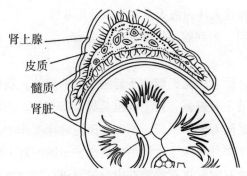

图2 肾上腺解剖结构示意

者表面均呈棕黄色,身着一件"外套",即被所谓的肾周筋膜和脂肪组织包裹。正是因为肾上腺有这些结构的包裹,其位置才固定,不会随呼吸而上下移动,也不会因下方的肾脏切除而下降。左肾上腺呈半月形,右肾上腺为三角形。正常成人的肾上腺长4～6cm,宽2～3cm,厚0.3～0.6cm,重4～6g。从侧面观察,腺体分"外皮"和"肉质"两部分结构,也就是医学上区分的肾上腺皮质和肾上腺髓质两部分,周围部分是皮质,内部是髓质(如图2)。皮质和髓质在发生、结构与功能上均不相同,实际上是两种内分泌腺。

肾上腺在体表是无法触及的,甚至在腹部B超检查中也不是常规的检查部位。临床上对肾上腺进行检查往往要借助CT扫描。也就是说，除非病情和临床症状明显，否则肾上腺疾病是比较隐匿的。

　　肾上腺虽小，但它却是人体内主要的内分泌腺体之一，不管是其皮质部分还是髓质部分，均可分泌多种激素。我们可以用八个字来概括其特点："内外兼修，功能强大"。"内外兼修"意指不管是肾上腺的皮质还是髓质，二者各司其职，地位相当；"功能强大"是指他们分泌激素的种类较多，且这些激素对机体生命活动的运作至关重要，缺一不可。譬如，肾上腺皮质分泌皮质激素，通常指糖皮质激素、盐皮质激素和性激素。其中，糖皮质激素在体内调节糖、蛋白质和脂肪等营养物质的代谢，还有升高血压、抗休克的作用。机体最主要的盐皮质激素是一种叫醛固酮的物质，主要作用是维持正常的血容量和水电解质平衡，这对于水分占人体重60%～70%的机体内环境来说，是必不可少的激素。不管男性还是女性的肾上腺皮质都分泌少量的雄激素和雌激素，虽然量少，但对青春期的发育有重要的意义。如果出现性激素分泌异常，必然导致相应性征的改变。

　　肾上腺什么时候分泌这些激素？分泌多少？是谁控制的呢？肾上腺的功能调节当然是由"上级部门"控制的。其中，糖皮质激素的"上级部门"位于大脑里面的下丘脑和垂体。主管盐皮质激素分泌的"上级部门"则位于肾脏。而肾上腺髓质受神经和体液的综合调节。

　　综上所述，肾上腺是机体极为重要的内分泌器官，通过分泌多种激素，调节人体内心血管系统、神经系统、代谢系统和生殖系统等的正常生理活动。而且，这些内分泌功能也受到下丘脑、垂体、体内水电解质等多种因素的影响。所以，我们可以说，肾上腺虽是个"小不点"器官，但如此丰富的内分泌功能，可谓浓缩了精华，肾上腺分泌激素的任何一个环节出了问题均能给身体带来不小的麻烦。

2 肾上腺在人体中发挥了哪些强大的功能？

正如上文所讲，肾上腺虽然是两个"小不点"，但却是个"寸土寸金"的器官，它的皮质和髓质都有着丰富而重要的内分泌功能。

首先，我们说说肾上腺的"外皮"，也就是肾上腺皮质。医学上研究组织结构往往在显微镜下观察。肾上腺皮质由形态和功能不同的三种上皮细胞组成，从外到内分为球状带、束状带和网状带三个解剖层次（如图3）。其中，球状带最薄，只占整个皮质体积的5%，名字来源于显微镜下组织的形态特点，而之所以区分得这么细，是因为各个层次能够分别分泌不同的激素。球状带细胞排列成球状或团状，分泌盐皮质激素，如醛固酮，它主要作用于肾脏，同时也

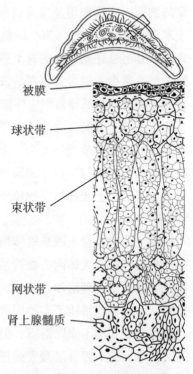

被膜
球状带
束状带
网状带
肾上腺髓质

图3 肾上腺组织学结构示意

作用于结肠和唾液腺等器官，发挥调节体内水电解质平衡的功能，减少钠的排出，增加钾的排泄量，有助于维持人体内环境稳定，调节血压。束状带细胞分泌糖皮质激素，如皮质醇，主要影响人体糖类、脂肪和蛋白质三大营养物质的代谢，同时对免疫系统、骨骼细胞、循环系统、内分泌系统、神经系统等也有重要的影响。网状带细胞不管在男性还是女性体内均产生雄激素，也产生少量的雌激素。

我们进一步探讨肾上腺的"肉质"，也就是肾上腺髓质。相信大家都听说过"肾上腺素"这个名词，肾上腺素其实就是来源于肾上腺髓质的激素。在肾上腺疾病认识与诊断的历史中，肾上腺素是我们最早知道其化学结构并能人工合成的激素。肾上腺髓质内分泌的颗粒以肾上腺素颗粒为主，约占85%，而生产和分泌肾上腺素颗粒的细胞是所谓的嗜铬细胞，人体绝大多数的嗜铬细胞存在肾上腺髓质内。也就是说，肾上腺髓质主要由一种特殊的细胞即嗜铬细胞组成。这些细胞除了分泌肾上腺素，也能产生去甲肾上腺素和多巴胺两种激素。这三种激素互有关联，功能接近，统称为儿茶酚胺。

从组织化学层面上分析，由于肾上腺素和去甲肾上腺素会被铬盐氧化，当肾上腺髓质细胞碰到铬盐时会被染成褐色，这就是嗜铬细胞名称的来历。从功能上讲，儿茶酚胺包括的三大激素几乎影响了体内所有的组织和器官的功能，就像我们日常生活的用电一样，只要有电流的作用，什么样的家用电器就启动什么样的功能。抽象地说，儿茶酚胺作为一种活性很强的物质直接对心血管系统产生影响，例如增加心率，升高血压等；同时也扮演着体内神经系统的信号递质角色，与某些神经传导机制之间存在着非常密切的联系。

总之，肾上腺虽小，但"人小鬼大"，结构层次清晰，功能完备，分工精密。每种细胞分泌的激素各司其职，机体各个靶器官和组织则各取所需，保持机体内环境的平衡、各脏器组织功能的正常运转。

3 肾上腺皮质主要分泌盐皮质激素、糖皮质激素和性激素，它们分别有哪些作用？

前文提到，肾上腺犹如一个"大工厂"，规律地生产各种激素，维持人体正常生命活动。肾上腺又分为皮质区和髓质区。肾上腺皮质激素则是一类由肾上腺皮质这个"大车间"产生并分泌的全部激素的总称。这些激素的原材料是大家经常听到的胆固醇，它们的化学结构也和胆固醇相仿，因此也叫肾上腺皮质类固醇。

激素化学结构不同，功能当然也有所不同。根据肾上腺皮质激素生理功能的不同，可将其分为三类，形象地说，是"一咸一甜一腥"三种"味道"。

1. "一咸"——盐皮质激素

盐皮质激素：包括醛固酮和11-去氧皮质酮，由皮质区最薄的球状带所产生，以醛固酮为主。

盐皮质激素是维持体内正常水盐代谢不可缺少的激素，其中以醛固酮的生理效应最强，其发挥作用的主要场所是肾脏。醛固酮主要作用于远端的肾小管，通过促进钠离子从各种管道回收到组织内，从而减少其排出，并相应地增加钾离子的排出。醛固酮就是通过这种所谓保钠排钾的生物学作用来调节血容量和细胞外液容量，保持机体水电解质平衡和血压的稳定。研究表明，极微量醛固酮便可产生明显的生理效应。此外，醛固酮除了具有促进肾脏的保钠排钾作用外，对其他有分泌或吸收功能的组织如胃肠道、唾液腺和汗腺等也有减少钠离子排泄和增多钾离子排泄的功能，使唾液、汗液中的钠离子浓度降低而钾离子浓度升高。正因为保钠排钾的作用，使得醛固酮也有一定的调节血压和酸碱平衡的能力。

2. "一甜"——糖皮质激素

糖皮质激素：包括氢化可的松、可的松和皮质酮，由肾上腺皮质的束状带所产生。

我们每天进食的食物，在体内分解为糖、氨基酸、脂肪、水、电解质等生命所需营养物质，而在这些物质在全身的分配和代谢，以及调节多种组织器官功能的过程中，糖皮质激素起了重要的作用。可以说，糖皮质激素是维持生命的重要激素，影响着葡萄糖的合成和利用、脂肪的分解及蛋白质合成。同时，体内不同部位的器官和组织，对糖皮质激素的反应不尽相同。我们知道，肝脏是人体的营养代谢工厂，糖皮质激素在肝细胞中发挥作用，既增加葡萄糖的形成、糖原的累积，又增加氨基酸的摄取、RNA及蛋白质的合成。而在肝脏以外的部位，如肌肉、皮肤、结缔组织等，则表现为抑制葡萄糖的利用、促进脂肪的分解、减少蛋白质的合成等。这些效应与大家熟悉的另一种内分泌激素——胰岛素的作用相反，也就是说，二者的协调作用，才有了体内葡萄糖代谢的平衡。

糖皮质激素还能对机体免疫和炎症反应产生影响，产生一定的抑制免疫反应，影响绝大多数参与免疫反应和炎症过程的细胞反应。抑制这些细胞在炎症部位的聚集是糖皮质激素抗炎作用的主要机制。也正是因为其有抗炎及减轻过敏反应的作用，糖皮质激素在临床上作为药物使用已有较长历史，但具体的药物作用机制尚未十分明确。临床常用的肾上腺皮质激素主要有：氢化可的松、泼尼松（强的松）、地塞米松等。可以发现，这些药名普遍带有一个"松"字。当然，有些疾病治疗需要长期应用此类药物，会陆续带来相关的并发症，例如向心性肥胖、满月脸等体型的变化，诱发或加重感染或使体内潜在病灶扩散，导致胃、十二指肠溃疡等，这些也是临床常见的问题。此外，糖皮质激素对心血管系统、胃肠道系统、内分泌系统、骨骼代谢等都起着重要的作用。

3. "一腥"——性激素

性激素：包括雄性激素（如脱氢表雄酮等）和雌性激素（黄体酮和雌二醇）。性激素不仅由性腺分泌，肾上腺皮质的网状带也是性激素的制造场所。不过，雌性激素主要由卵巢分泌，肾上腺皮质分泌的量极少。而肾上腺皮质分泌的雄性激素的量较大，去氢异雄酮的每天分泌量为15～30毫克，特别是雌性体内的雄性激素几乎全部由此处产生。

肾上腺皮质的网状带分泌的性激素是微量的，男女之间差异不大，人体性激素主要还是来自性腺。有研究表明，成人肾上腺直接分泌的睾酮约占女性睾酮日产量的50%，占男性睾酮日产量的2%。然而，肾上腺皮质分泌的这些微量的激素对青春期的发育有重要意义，青少年出现早期的阴毛和腋毛正是由这些性激素作用产生的。如果肾上腺皮质功能降低时，并不出现性激素缺乏的表现，相反，如果肾上腺分泌雄激素超过正常时，则可出现性征方面的改变，例如男性的性早熟和女性的假两性畸形或男性化表现。

肾上腺髓质主要分泌肾上腺素和去甲肾上腺素，它们分别有哪些作用？

肾上腺髓质主要分泌肾上腺素和去甲肾上腺素，且以肾上腺素为主。其中，去甲肾上腺素除了来自肾上腺髓质，还有部分来自肾上腺素能神经纤维末梢，但血液中的肾上腺素和去甲肾上腺素主要来源于肾上腺髓质。

1. 肾上腺素和去甲肾上腺素是如何被生产出来的

在肾上腺髓质有一种细胞叫嗜铬细胞，它首先可以将胞质内的一种叫酪氨酸的氨基酸转化成多巴胺，再将多巴胺进一步转化成去甲肾上腺素，然后大部分的去甲肾上腺素进一步被催化形成肾上腺素。

2. 肾上腺素和去甲肾上腺素的作用

肾上腺素和去甲肾上腺素的作用机制是与靶细胞膜上的特异性受体结合后发挥作用。受体就好像是靶细胞的耳朵，肾上腺素和去甲肾上腺素"两兄弟"可以把信息通过受体告诉靶细胞。这种受体，医学上称为肾上腺素能受体，有 α 和 β 两类。其中 α 受体分为 α_1 和 α_2 两个亚型，β 受体又分为 β_1、β_2 和 β_3 三种亚型。α 受体激活主要使动脉收缩；β_1 受体激活主要使心律增快；β_2 受体激活主要使动脉扩张，支气管平滑肌扩张，胃肠蠕动加快；β_3 受体激活主要加强脂肪分解。

目前认为，从合成上看来，肾上腺素与去甲肾上腺素在化学结构上与生物活性上是有联系的，但在具体作用上是彼此独立而截然不同的。去甲肾上腺素作用重点在循环调节，肾上腺素作用重点在代谢调节。肾上腺素与去甲肾上腺素的作用不完全相同，有时候甚至相反。

（1）肾上腺素。

肾上腺素是肾上腺髓质分泌的主要激素，对 α 受体和 β 受体均有强大的作用。肾上腺素可引起一系列情绪暴发的典型体征：心跳加速、呼吸加深、胃肠抑制、皮肤出汗并发白、立毛肌收缩、血糖升高、骨骼肌血管扩张及血流量增加和冠状血管扩张。这些反应（特别是心跳加速、骨骼肌血流量增加、冠状血管扩张、血糖升高等）对应急是有用的，其中在糖代谢方面的调节作用极为重要，它保证了应急反应时整个机体的能量供应。肾上腺素常作为药物用于心脏骤停、过敏性休克的抢救。

（2）去甲肾上腺素。

血液中去甲肾上腺素主要来源于肾上腺髓质，去甲肾上腺素属于 α 受体激动剂。它的功能主要是维持血管张力，即维持血压。在应急机制中，它的作用是快速调节以维持血压。对于能够改变血压水平的危害刺激，它或是增加，或是减少，以保证机体循环功能。在作为药物方面，去甲肾上腺素可用于升血压（血容量充足时）。

控制肾上腺功能的"上级部门"主要在哪里？

通过前面的介绍，大家对肾上腺这个内分泌腺不再陌生了。简单回顾一下，肾上腺左右各一，分为皮质和髓质两部分。从解剖学上看，肾上腺周围部分是皮质，肾上腺内部是髓质；成人肾上腺皮质约占90%，髓质约占10%。两者在发生、结构与功能上均不相同，实际上是两种内分泌腺，但髓质的血液来自于皮质，两者在功能上有一定的联系。

然而，肾上腺不是一个孤立的内分泌腺，它是否存在"上级部门"呢？答案是肯定的，否则，它怎么知道什么时候分泌激素，分泌什么激素，分泌多少合适。那它的"上级部门"又在哪里？由于肾上腺包括肾上腺皮质和肾上腺髓质两种内分泌腺，回答这个问题，需要从以下两方面着手：

1. 肾上腺皮质

对于肾上腺皮质而言，其主要受体液调节和"下丘脑-垂体-肾上腺皮质轴"所控制。体液调节是指体内的某些特殊的化学物质通过体液的途径而影响生理功能的一种调节方式。通过体液调节联系起来的"下丘脑-垂体-肾上腺皮质轴"可理解为：下丘脑的一些细胞能生成并分泌某些特殊的化学物质，经体液（血液、组织液等）运输，作用于垂体，引起垂体分泌一些特殊的化学物质，通过同样的方式作用于肾上腺皮质细胞上相应的受体，并对肾上腺相应细胞的活动进行调节，起到调控肾上腺皮质功能的作用。

因此，肾上腺皮质的上
级部门主要在：下丘脑和垂
体（如图4）。下丘脑又称丘
脑下部，位于大脑腹面、丘
脑的下方，是调节内脏活动
和内分泌活动的较高级神经
中枢所在。垂体是人体最重
要的内分泌腺，分前叶和后
叶两部分，位于脑底部的中
央位置，在蝶骨中的蝶鞍
内，它的上方有视神经经
过，两侧被海绵静脉窦所包
围，它的底部为蝶窦及鼻咽。

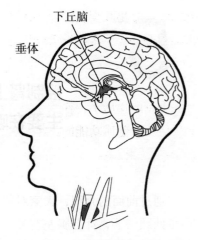

图4　下丘脑和垂体示意

2. 肾上腺髓质

对于肾上腺髓质而言，肾上腺髓质嗜铬细胞主要受神经调节
和交感神经节前纤维所支配。

我们首先需要明白一个概念：反射。反射是指机体在中枢
神经系统的参与下，对内、外环境刺激所作出的规律性应答，比
如，肢体被火灼痛时立即回撤就是一种反射。而神经调节，即通
过反射而影响生理功能的一种调节方式，是人体生理功能调节的
最主要形式。另外，在理解交感神经之前，先明白一个概念：自
主神经系统。自主神经系统是指调节内脏活动的神经系统，也被
称为内脏神经系统，主要包括传入神经和传出神经两部分，但通
常仅指支配内脏器官的传出神经，而不包括传入神经。自主神经
包括交感神经和副交感神经两部分，它们主要分布在内脏、心血
管和腺体，并调节这些器官的功能。其中，交感神经的主要功能
包括使瞳孔散大，心跳加快，皮肤及内脏血管收缩，冠状动脉
扩张，血压上升，小支气管舒张，胃肠蠕动减弱，膀胱壁肌肉松

弛，唾液分泌减少，汗腺分泌汗液、立毛肌收缩等。交感神经的活动主要保证人体紧张状态时的生理需要。

　　肾上腺髓质主要受神经调节，由交感神经节前纤维所支配。交感神经兴奋时，可通过交感神经节前纤维支末梢释放乙酰胆碱（一种神经递质），作用于肾上腺髓质细胞上的相应受体，起到调控肾上腺髓质功能的作用。因此，肾上腺髓质的上级部门主要在于：交感神经。

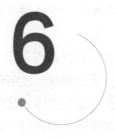

6

受肾上腺控制的"下级部门"有哪些?

肾上腺是否存在"下级部门"？答案是肯定的。肾上腺和其下级部门的交流主要通过其分泌的激素来实现。因此，通过分析肾上腺分泌的激素作用的靶器官，就可找到其相应的"下级部门"。

1. 肾上腺皮质的"下级部门"

肾上腺皮质球状带主要分泌盐皮质激素，其中以醛固酮为代表。醛固酮主要作用是促进肾脏远曲小管和集合管上皮细胞重吸收钠离子和排泄钾离子，即保钠排钾作用。醛固酮还可以作用于汗腺、唾液腺导管、胃肠道上皮细胞，通过保钠排钾的作用，使汗腺、唾液及粪便中钠离子排出减少，而钾离子排出增多。此外，醛固酮还可以增强血管平滑肌对缩血管物质的敏感性。因此，肾上腺皮质球状带作用的"下级部门"主要有肾脏、汗腺、唾液腺、胃肠道和血管平滑肌。

肾上腺束状带和网状带主要分泌糖皮质激素（以皮质醇为代表）和性激素（极少量的雄性激素）。

糖皮质激素可以通过基因组和非基因组效应发挥作用，体内大多数组织存在糖皮质激素受体。在物质代谢方面，主要参与糖代谢、脂肪代谢、蛋白质代谢、水盐代谢；在组织器官活动方面，主要影响血细胞、循环系统、胃肠道和应激反应。因此，糖皮质激素的作用广泛而复杂。

　　肾上腺网状带可以分泌极少量的雄激素，以脱氢表雄酮和雄烯二酮为代表，它们的生物活性比较弱，但可以在外周组织中转化为活性较强的形式而发挥效应。对于成年男性而言，肾上腺雄激素影响不明显，但男童可因分泌过多而引起性早熟。对于女性而言，肾上腺雄激素是体内雄激素的主要来源，具有刺激腋毛和阴毛生长，维持性欲和性行为等作用。肾上腺雄激素分泌过多可引起女性出现痤疮、多毛和男性化等特征。

　　由此可见，体内很多组织存在肾上腺皮质激素受体，肾上腺皮质的"下级部门"分布广泛而复杂，主要有肾脏、汗腺、唾液腺、胃肠道、血管平滑肌、脂肪组织等。

2. 肾上腺髓质的"下级部门"

　　肾上腺髓质分泌肾上腺素、去甲肾上腺素，还有少量的多巴胺。血液中的肾上腺素主要来自肾上腺髓质，去甲肾上腺素则主要来自肾上腺髓质和肾上腺素能神经纤维末梢。肾上腺素和去甲肾上腺素作用于靶细胞的 α 受体和 β 受体，通过相关的信号传导通路发挥作用。

　　例如，骨骼肌运动增强时，肾上腺素可以加强肌糖原的分解，必要时可以加强脂肪组织的脂肪分解，来为肌肉运动提供能量，还可以激活肝细胞来促进糖异生，以维持血糖浓度。

　　在机体遇到紧急情况时，如遭遇愤怒、搏斗、寒冷、恐惧等刺激的时候，可以通过传入神经将有关信息传到大脑中，进而使支配肾上腺髓质嗜铬细胞的交感神经兴奋，使肾上腺髓质激素分泌水平急剧升高，此时机体处于警觉的状态，可出现心率加快、血压升高、心输出量增加、呼吸加深加快等反应。交感神经兴奋时人体的主要表现有：循环系统的主要表现有心率增快、心缩力增强，不重要的脏器血管收缩（比如胃），骨骼肌血管舒张，瞳孔增大，血糖升高，泌尿系统的主要表现有逼尿肌舒张、括约肌收缩，竖毛肌收缩，汗腺分泌等。

　　由于α受体和β受体在体内分布广泛，凡是体内接收肾上腺素和去甲肾上腺素信息的α受体和β受体分布的地方，都可成为肾上腺髓质控制的"下级部门"，比如骨骼肌、脂肪组织、肝脏、心脏、血管平滑肌、支气管平滑肌等。

各级之间是如何传递信息、调节工作的？

肾上腺的"上级部门"主要有下丘脑、垂体和交感神经。由于肾上腺皮质激素和髓质激素受体分布的广泛性和复杂性，可以得知肾上腺的"下级部门"众多，如肾脏、肝脏、汗腺、唾液腺、胃肠道、脂肪组织、血管平滑肌、骨骼肌、支气管平滑肌等。

肾上腺的"上级部门"如何实施"民主专政"？

对于肾上腺皮质而言，其上级部门（下丘脑和垂体）主要通过"下丘脑–垂体–肾上腺皮质轴"来实现"民主专政"。在这里，如何体现"专政"，又如何体现"民主"呢？

在"下丘脑–垂体–肾上腺皮质轴"中，下丘脑可以通过分泌一种叫促肾上腺皮质激素释放激素（CRH）的化学物质，通过血液运输作用于腺垂体，腺垂体受到刺激后，进而分泌一种叫促肾上腺皮质激素（ACTH）的化学物质，通过血液和组织液运输到肾上腺皮质，进而调控肾上腺皮质的功能，实现下丘脑和垂体对肾上腺皮质的"专政"。然而，在此过程中，当肾上腺皮质分泌过多的糖皮质激素或者盐皮质激素，又反过来作用于下丘脑和垂体，抑制下丘脑分泌过多的CRH和腺垂体分泌过多的ACTH。腺垂体分泌过多的ACTH也可反馈抑制下丘脑分泌CRH。下丘脑还可以通过自身分泌的CRH影响自身的分泌活动。

对于肾上腺髓质而言，肾上腺髓质嗜铬细胞主要受神经调节，由交感神经节前纤维所支配。当交感神经兴奋时，可使其支配的肾上腺髓质嗜铬细胞分泌大量的肾上腺髓质激素，来实现对肾上腺髓质的调控作用。

那肾上腺又如何对"下级部门"进行"民主集中"呢？

当肾上腺收到"上级部门"（下丘脑和垂体）的调控信息之后，引起自身相应的激素分泌。肾上腺皮质可分泌盐皮质激素、糖皮质激素和少量的雄激素。肾上腺髓质可分泌儿茶酚胺，包括肾上腺素、去甲肾上腺素，还有少量的多巴胺。然而，肾上腺接受上级的指令后，不会一味地分泌上述的激素，而是同时受自身分泌的激素的反馈调节，从而实现一个动态的平衡。比如，在此过程中，当肾上腺皮质分泌过多的糖皮质激素或者盐皮质激素时，又反过来作用于下丘脑和垂体，抑制下丘脑分泌过多的CRH和腺垂体分泌过多的ACTH，从而调控肾上腺的分泌功能，减少糖皮质激素或者盐皮质激素的分泌，实现肾上腺对"下级部门"的"民主集中"。

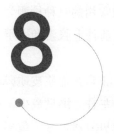

8

如何通过体检了解肾上腺的健康状况？

由于肾上腺疾病发病率低，我们在日常体检中经常忽略对肾上腺健康状况的检查。然而，有家族肾上腺病史及肾上腺术后的患者想要了解肾上腺的健康状况应怎么办？如果出现心慌、高血压、出汗等症状，怀疑肾上腺出了问题，去医院应检查哪些项目？

我们在日常体检中想了解肝脏是否健康，首先会做B超、CT等检查去直观地观察肝脏是否长了瘤子，我们的肝脏是否与正常肝脏的外观有差别等。其次会去抽血检查谷丙转氨酶（ALT）、甲胎蛋白（AFP）等指标来间接判断肝功能是否正常。同样的道理，肾上腺疾病的诊断包括定位诊断和定性诊断。定位诊断就是明确病变是否来源于肾上腺，而定性诊断就是明确肾上腺病变的性质。

若想了解肾上腺的健康状况，应先从影像学来观察并定位诊断。由于肾上腺的解剖位置较深且体积较小，B超对肾上腺的观察具有局限性，这时最合适的检查为肾上腺薄层CT扫描。它适用于对肾上腺肿瘤、增生等病变的观察，还可以在临床上引导肾上腺穿刺，对肾上腺术后患者复查来说，不仅可以从整体来观察肾上腺，还可观察肾上腺的每一层横切面，能准确直观地判断肾上腺是否发生了病变。

另外，可以通过查血、查尿做各种检验来判断肾上腺分泌激素的水平是否在正常范围内来定性诊断。最常用的三种检测为皮质醇节律、高血压卧立位试验、24h尿甲氧基肾上腺素和去甲氧基肾上腺素检测。

皮质醇是由肾上腺皮质束状带分泌的，正常人血浆皮质醇的分泌具有一定的昼夜节律。一般于凌晨1时左右分泌量最少，血浆含量最低，凌晨4时分泌开始增加，至上午6~8时分泌最多，上午8时以后分泌量逐渐减少，下午5时左右分泌量较最高值下降50%或50%以上，因此皮质醇节律可以反映出肾上腺皮质醇分泌功能是否异常。

高血压卧立位试验用于反映肾上腺醛固酮分泌功能是否异常，其原理为正常人在隔夜卧床到上午8时血浆醛固酮值为110~330pmol/L，保持卧位到中午12时，血浆醛固酮浓度下降，和血浆皮质醇浓度的下降相一致；如取立位时，则血浆醛固酮上升，因为站立后肾素-血管紧张素升高的作用超过ACTH的影响；肾上腺皮质醛固酮分泌腺瘤者，卧位醛固酮水平明显高于正常，立位4h后醛固酮与正常人相比反而较前降低。

甲氧基肾上腺素和去甲氧基肾上腺素是肾上腺髓质分泌儿茶酚胺的代谢产物，经尿排泄，测定24h尿中的含量可间接反映肾上腺髓质功能是否异常。

此外还有很多检验指标和检查方法，如卡托普利试验用于确诊醛固酮增多症，肾上腺静脉采血（AVS）用于鉴别醛固酮分泌优势侧等，这些检查方式是我们了解肾上腺健康状况的有力武器。

9 肾上腺疾病和内分泌疾病是一回事吗？

我们人体由多个系统组成，如消化系统、泌尿系统、内分泌系统等，其中内分泌系统是由内分泌腺及存在于某些脏器中的内分泌组织和细胞所组成的一个体液调节系统。其主要功能是在神经系统支配和物质代谢反馈的基础上释放激素，调节人体的生长、发育、生殖、代谢、衰老等生命现象，维持人体内环境的相对稳定。内分泌疾病的发生，是由于内分泌腺及组织发生病理改变所致。许多疾病因导致代谢紊乱也可影响内分泌系统的功能。人体主要内分泌腺包括：下丘脑、垂体、甲状腺、甲状旁腺、肾上腺、胰岛和性腺等。

肾上腺可以分泌多种激素，不同部位分泌的激素不同，因而引起的症状也不同。当肾上腺发生某些疾病时可以引起这些激素的分泌紊乱，从而引起一系列全身性变化。因此我们知道肾上腺疾病实质上属于内分泌疾病。

然而并不是所有的内分泌腺体的疾病都会引起激素的分泌异常，比如肾上腺上长了一个良性小囊肿，它既不影响肾上腺分泌各种激素，因体积小也不会产生压迫等症状，所以就与肾上腺"相安无事"。再比如，不是所有的腺瘤都会引起腺体分泌异常，肾上腺腺瘤按功能分类可以分为功能性肾上腺肿瘤、亚临床型肾上腺肿瘤、无功能性肾上腺肿瘤。功能性的腺瘤可分泌不同激素并引起相应的内分泌功能紊乱和相关临床症状、体征；亚临床型腺瘤也可产生内分泌活性物质，只是其分泌量还不足以产生明显的临床症状和体征；无功能腺瘤无内分泌生化检查异常且无相应的内分泌功能紊乱的症状及体征，但可能会有某些与肿瘤增大或坏死、出血有关的非特异性症状。

10

肾上腺的常见相关疾病有哪些？

　　肾上腺髓质的异常可导致儿茶酚胺类激素分泌异常，尤其是肾上腺素分泌异常，常见疾病有嗜铬细胞瘤。若肿瘤发生于肾上腺外，包括起源于交感神经和副交感神经的，则称为副神经节瘤。嗜铬细胞瘤或者副神经节瘤可以引起包括头痛、心悸、多汗的"三联征"，其出现的概率为50%以上。高血压是最常见的症状，发生率为80%～90%，包括呈阵发性的与呈持续性的，或者也有些患者表现为持续性高血压基础上阵发性加重的情况。10%～50%的患者可出现体位性低血压，这是由身体的血量减少导致。此外还有少部分患者伴有红细胞和白细胞增多、心肌病、糖尿病、血尿等症状。

　　肾上腺皮质的异常主要导致盐皮质激素、糖皮质激素和性激素分泌异常，简单比喻为"一咸一甜一腥"三种味道。糖皮质激素主要参与人体的糖异生、脂肪合成及蛋白质的分解。盐皮质激素主要调节体内水盐代谢。临床上肾上腺最常见的导致糖皮质激素分泌异常的疾病主要有皮质醇增多症，表现为由于机体组织长期暴露于异常高浓度的糖皮质激素中而引起的一系列症状和体征异常。皮质醇增多症也称为库欣综合征，患者中90%～100%的人会出现异于常人的肥胖，我们称之为向心性肥胖，典型表现为大脸盘、水牛背。大多数患者会因蛋白质代谢紊乱出现皮肤紫纹、伤口愈合不良、多血质面容等症状，75%患者可出现高血压，部分患者还可有水肿、多毛、痤疮等症状。

盐皮质激素异常主要为醛固酮分泌增多，多见于原发性醛固酮增多症。醛固酮在人体的作用为保钠保水排钾，因此醛固酮分泌增多会引起高血压、低血钾、低血浆肾素活性和机体碱中毒为主要表现的临床综合征，又称Conn综合征，主要症状为易困倦且四肢无力。

性激素异常，主要是雄激素分泌过度。肾上腺皮质的网状带分泌的性激素是微量的，男女之间差异不大，人体性激素主要还是来自性腺。肾上腺皮质功能降低时，并不出现性激素缺乏的表现，相反，肾上腺分泌雄激素超过正常时，则可出现性征方面的改变，例如男性的性早熟和女性的假两性畸形或男性化表现，也就是医学上的肾上腺性征异常症。

当然，肾上腺的疾病不止上述这些，还包括炎症、自身免疫疾病、退行性病变等，有些疾病的症状没有特殊性，有些疾病甚至没有症状，如肾上腺小囊肿、肾上腺无功能腺瘤等。当你出现某些典型症状时或者怀疑有肾上腺疾病时，都需要到医院向专业的泌尿外科医生寻求帮助。

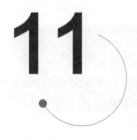

肾上腺疾病大致可以分为哪几类？

肾上腺外科疾病按照组织学分类，主要包括肾上腺肿瘤疾病和肾上腺非肿瘤疾病。肾上腺非肿瘤疾病包括肾上腺增生、肾上腺囊肿、结核等。临床上以肾上腺肿瘤相关疾病为多见。按内分泌功能状态可分为功能性和非功能性，换句话说就是有些疾病是影响分泌功能的，有些是不影响内分泌功能的。如果多个内分泌器官受累者则称为多发性内分泌肿瘤综合征。2004年世界卫生组织（WHO）关于肾上腺肿瘤组织学分类如下（如表1）。

表1　WHO关于肾上腺肿瘤组织学分类

肿瘤部位	肿瘤组织学分类
肾上腺皮质肿瘤	肾上腺皮质腺瘤
	肾上腺皮质癌
肾上腺髓质肿瘤	良性嗜铬细胞瘤
	恶性嗜铬细胞瘤
	混合性嗜铬细胞瘤 副神经节瘤
肾上腺外副神经节瘤	交感神经节瘤
	副交感神经节瘤
其他肾上腺肿瘤	腺瘤样瘤
	性索间质肿瘤
	软组织和生殖细胞肿瘤
	髓样脂肪瘤

（续表）

肿瘤部位	肿瘤组织学分类
其他肾上腺肿瘤	畸胎瘤
	神经鞘瘤
	节细胞神经瘤
	血管肉瘤
继发性肿瘤	肾上腺转移瘤

对于肾上腺肿瘤，我们需要从良性、恶性两个方面来认识它。良性肾上腺肿瘤包括肾上腺皮质腺瘤、良性嗜铬细胞瘤、腺瘤样瘤、髓样脂肪瘤、畸胎瘤、神经鞘瘤、节细胞神经瘤等。良性肿瘤的一般特征有上腹部肿块，可有患侧腰腹痛，部分影响内分泌功能的肿瘤如肾上腺皮质腺瘤会分泌大量皮质醇激素，表现为向心性肥胖、紫纹、满月脸、多毛及男性化、高血压等库欣综合征症状；良性嗜铬细胞瘤及副神经节瘤还可表现为儿茶酚胺症，典型的特点就是阵发性的高血压伴有心悸，一般降压药物很难控制。对于上述疾病的鉴别，我们需要通过彩超、CT和体内相关激素水平来加以区分。

恶性肾上腺肿瘤常见的有恶性嗜铬细胞瘤、肾上腺皮质癌、血管肉瘤、交感神经节瘤（神经母细胞瘤）、性索间质肿瘤、肾上腺转移瘤。这些恶性肿瘤的共同表现为腹部肿块、病变侧腹痛、胃肠道功能下降、体重下降、贫血。其中肾上腺皮质癌会表现为严重的库欣综合征，往往大剂量皮质醇抑制试验不能抑制。交感神经节瘤会表现出儿茶酚胺症，也就是阵发性的高血压，血压比库欣综合征的血压还要高。性索间质肿瘤为生殖细胞瘤，肿瘤的恶性程度较高，为非内分泌瘤，无内分泌相关表现，在肾上腺疾病中是非常罕见的。肾上腺转移瘤往往合并原发肿瘤的相关症状。

对于肾上腺非肿瘤疾病，如肾上腺增生、肾上腺囊肿，症状一般较轻。肾上腺增生可能有轻微的皮质醇分泌过多的相关表现。肾上腺囊肿一般无特殊临床表现，就相当于肾上腺上面长了个水泡一样，没有特殊的分泌功能，但是，当囊肿长大压迫到正常肾上腺组织的时候，就会使得肾上腺的分泌功能下降，腺体萎缩，从而表现为肾上腺各种激素分泌不足，如抵抗力低下、衰弱无力、色素沉着、性欲下降、不孕、不育等。通过影像学检查及肾上腺相关激素水平检测，还是比较容易发现这些疾病的。对于肾上腺结核来说，其本身的发病概率比较小，一般为结核杆菌通过血液播散到肾上腺引起肾上腺结核，或者是肾上腺旁器官的结核播散到肾上腺。临床表现除了结核病常有的低热、盗汗、乏力等不适外，还有肾上腺本身激素分泌不足的表现，因为肾上腺组织遭到了结核杆菌的破坏，能分泌激素的正常组织变少了。一般情况下，CT检查就能发现肾上腺结核的结节影，但同时还需要结合是否有原发结核病灶或临床检验证明结核杆菌存在才能确诊。

肾上腺疾病种类不多，但其表现却是非常复杂多变，假若发现有青年型高血压或者阵发性高血压、向心性肥胖、免疫力差、多毛、紫纹、痤疮等现象，建议去泌尿外科专科门诊咨询医生。

12

肾上腺疾病多见于哪一类人群?

有些人可能觉得自己很年轻，身体很好，一年连感冒都很少得，肾上腺方面的疾病肯定不会找上门，这些疾病应该是老年人的专属才对。真的是这样吗?

嗜铬细胞瘤/副神经节瘤（pheochromocytoma/paraganglioma，PHEO/PGL）的年发病率为（3～4）/100万，男女发病率无明显差别，可以发生于任何年龄，多见于40～50岁。原发性醛固酮增多症发病年龄高峰为30～50岁，女多于男。肾上腺偶发瘤多数来源于肾上腺皮质，总的来说，腺瘤占41%～52%，转移癌约19%，皮质癌占5%～10%，髓样脂肪瘤占9%，嗜铬细胞瘤占8%，男女发病率基本相当，发病年龄多在50～60岁，多数肿瘤大小在1～2 cm，多为无功能腺瘤。皮质醇增多症的年发病率为（0.7～2.4）/100万，高发年龄为20～40岁，约占70%，男女比例为1：（2～8）。

皮质醇增多症有较多的分类，可根据病因进行详细分类并了解其发病分布情况（如表2）。

表2　皮质醇增多症分类

分类	发生率/%	女：男
ACTH依赖性		
库欣病	70	3.5：1
异位ACTH综合征	10	1：1

（续表）

分类	发生率/%	女：男
ACTH来源不明	5	5：1
ACTH非依赖性		
肾上腺皮质腺瘤	10	4：1
肾上腺皮质癌	5	3：2
原发性肾上腺皮质增生		
大结节性肾上腺增生（AIMAH）	<2	1：1
原发性色素结节性肾上腺病（PPNAD）	<2	1：1
McCune–Albright综合征	<2	1：1

虽然肾上腺疾病主要是分布在中老年人之中，但在年轻人中的分布比例也不小，特别是皮质醇增多症相关的疾病，在年轻人中分布相当广。所以，别以为年轻就不会患上肾上腺疾病。如果出现不明原因的高血压、女性多毛及男性化、肥胖及体重增加、痤疮、满月脸等情况，别忘了查查你的肾上腺及其所分泌的激素情况，早发现，早治疗。

另一个要说的是肾上腺疾病是男性多见还是女性多见的问题。从流行病学数据来看，有些肾上腺疾病女性发病率是男性的好几倍。但是男性同胞们也不能放松警惕，因为男性仍然存在发病的可能。爱惜自己的身体，在生活中多注意养生，并正确地认识肾上腺疾病和了解肾上腺疾病的表现，早发现、早治疗才是关键。

13

肾上腺疾病会遗传吗？

　　我们常常说"谁家的孩子好像他爸爸""我和我爸妈一样都是双眼皮"等，这其中就包含遗传的现象。简单来说，遗传就是上一代与下一代之间性状存在相似性，表明性状可以从上一代传给下一代。遗传听起来很神秘，到底肾上腺疾病是否也可以像我们的双眼皮一样具有遗传性，并传给下一代呢？假如真的不幸患有具有遗传性的肾上腺疾病，或者碰到自己的亲属有这种疾病，我们应该怎么做才可以降低下一代患病的可能性？

　　我们的产生是由父亲和母亲各自提供一半的遗传基因形成一个组合体，然后在这个新基因组合体的指导、调控下，细胞不断地复制、分化、生长的过程中形成的。肾上腺也是由父母的基因调控而产生的，如果自己父母就存在这样的疾病，那我们会被遗传吗？事实上这种可能性是有的，一些前沿科学家就发现部分肾上腺疾病是遗传导致的，属于遗传病。被研究得比较多的具有遗传性的肾上腺疾病是如下两类疾病：第一是先天性肾上腺皮质增生症，第二就是家族性嗜铬细胞瘤。

　　先天性肾上腺皮质增生症是由肾上腺皮质激素生物合成过程中的某个酶的缺乏而引起的一系列的临床表现。我们体内的酶系功能非常强大，就像是工厂里的一类高级技术人员，缺了他们，工厂的产品就无法完成，最后都停留在没用的半成品层面上。先天性肾上腺皮质症包括三种情况，分别是21-羟化酶缺陷、11β-

羟化酶缺陷、17α-羟化酶缺陷，其中以21-羟化酶缺陷最常见。21-羟化酶、11β-羟化酶缺陷时，机体的肾上腺雄激素的分泌量就会明显增加，表现为女性假两性畸形和男性假性性早熟。说得通俗点就是，女性长得和男性一样，有胡须、体毛，就连外生殖器都会有点像；而男性会提前出现男性第二性征，成年后非常具有"男人味"，当然这是一种病态的表现。还有一种就是17α-羟化酶缺陷，表现为雄激素和雌激素都缺乏。这种患者不管是男性还是女性，从小生殖器就不发育，总体都表现为幼稚的女性特征。这三种因酶缺陷造成的表现，会从出生就开始呈现，以后就会变得越来越明显。治疗方面，目前尚无特别好的针对性治疗，有的学者主张对于严重的21-羟化酶缺乏者行双侧肾上腺切除。我们试想一下，肾上腺全切了，它分泌的其他一些激素怎么办？答案是患者需要终生吃药补充。也许早发现、早诊断这些疾病，尽早激素干预治疗会获得比较好的效果。对于有此类患者的家庭来说，可以选择结婚不生育小孩，领养也是不错的选择，否则，生育一个患病的孩子，无论对父母还是孩子都是一种灾难。

另一种遗传病是家族性嗜铬细胞瘤。Calkins和Howard于1947年首先发现嗜铬细胞瘤的家族遗传性。随着分子生物学的进步和发展，科学家发现嗜铬细胞瘤患者存在多种遗传基因的异常。目前，家族性嗜铬细胞瘤被确定为一种常染色体显性遗传病，它的发病率占到所有嗜铬细胞瘤的6%~10%。它的发病还具有一些特征可以让我们更加确定是否为家族性嗜铬细胞瘤：一是好发于儿童；二是双侧嗜铬细胞瘤中，约50%为家族性嗜铬细胞瘤；三是同一家族的发病成员，其发病的年龄和肿瘤的部位往往相同。详细地为你的医生提供相关的信息，会有利于医生判断你是否患家族性嗜铬细胞瘤，而确诊需要进一步做基因检测。通常，家族性嗜铬细胞瘤也会具有和普通的嗜铬细胞瘤一样的表现，治疗方法上也无差别。

由于家族性嗜铬细胞瘤是常染色体显性遗传，父母中只要带有此致病基因，其遗传给后代的概率为50%～100%，具体看属于哪种基因型。遗传的风险比较大，一旦确认家庭有这种疾病，要尽早让自己的子女去医院检查治疗。

肾上腺皮质常见相关疾病有哪些临床表现呢？

肾上腺皮质的常见相关疾病主要有原发性醛固酮增多症、皮质醇增多症和肾上腺性征异常症。

1. 原发性醛固酮增多症

醛固酮增多症顾名思义就是指肾上腺皮质球状带分泌过多的醛固酮引起的一系列综合征。按醛固酮增多的原因，醛固酮增多症可以分为原发性和继发性两类。原发性醛固酮增多症是指由肾上腺皮质本身的病变（肿瘤或增生）引起的醛固酮过度分泌；继发性醛固酮增多症是指肾上腺皮质以外的因素刺激肾上腺皮质球状带使醛固酮分泌增多。临床上，以原发性醛固酮增多症为多见。这类患者体内的醛固酮激素增多，多余的水排不出去，导致体内的水钠潴留、血容量增加、血压升高、低血钾、肾素-血管紧张素系统的活性受到抑制，是继发性高血压的常见原因之一。1955年，美国医学家Jerome Conn最先描述了由肾上腺皮质肿瘤引起的醛固酮增多症，所以这种疾病又被称为Conn综合征。

Conn综合征日益被重视。以往认为这个疾病仅占高血压病患者的0.5%～2%，但随着诊疗水平的提高和对该疾病认识的进步，近年来发现其发病率远远不止那么低，有文献报道其发病率可达10%～15%。这个疾病的发病高峰为30～50岁，女性多于男性，男女比例大约为1∶1.3。

2. 皮质醇增多症

　　类似于原发性醛固酮增多症的病理特点，皮质醇增多症则是由于肾上腺皮质束状带分泌过多的糖皮质激素（主要是皮质醇）所致的一系列临床综合征。在泌尿外科病房，有时会碰到虎背熊腰、胖嘟嘟、娃娃脸的患者，这类人可能是皮质醇增多症患者。医学上是这样描述该疾病的典型症状的：满月脸、水牛背、向心性肥胖、皮肤紫纹、血压高、精神障碍、月经紊乱、骨质疏松等（如图5）。1922年，美国医学家Harvey Cushing首先报道该疾病，提出此病是因一种垂体微小腺瘤所引起，并经尸体解剖证实。后人为缅怀他的卓越贡献遂命名这类疾病为库欣综合征（Cushing's syndrome）。

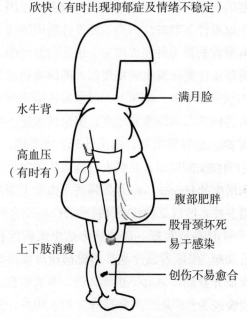

图5　库欣综合征典型症状示意

然而，库欣综合征可以看作是一组多元性疾病的总称。也就是说，其病因可以多样：原发性的因素例如肾上腺肿瘤，继发性的因素如垂体肿瘤，还有少见的异位因素即其他部位各种不同的癌肿导致的类似综合征。据数据统计，继发性的病因约有70%，是主要的致病因素。

类似于前面提到的原发性醛固酮增多症，约80%的皮质醇增多症也会导致不同程度的血压高，其血压升高的程度往往较轻，而且持续，收缩压和舒张压均有升高，伴有肾脏动脉血管的硬化，肾脏动脉血管的硬化又会导致长期的血压高。

3. 肾上腺性征异常症

我们前面提到了肾上腺皮质的球状带和束状带异常分泌导致的原发性醛固酮增多症和皮质醇增多症，那么皮质的网状带异常会怎么样呢？网状带分泌以雄激素为主的性激素，性激素的过度分泌必然导致患者性别特征的改变。也就是说，肾上腺性征异常症是一种由于肾上腺先天性或后天性疾病引起性激素分泌过多所致的外生殖器及性征异常的一类病症。从定义上可以看出，这个疾病可以有先天性和后天性两个致病因素，前者是先天性肾上腺皮质增生症所致，占肾上腺性征异常症的大多数；后者多见于肾上腺皮质腺瘤或癌，且以癌居多。1865年，意大利解剖学家DeCrecchio在尸体解剖中发现一个外观为"男性"的人具有女性的内生殖器和增生的肾上腺，故首先描述了此疾病。1956年，我国的吴阶平院士首先报道了2例该疾病。

临床上，该疾病的患者中女性比男性常见。肾上腺皮质虽然分泌雄激素和雌激素，但大多数病例都因雄激素过多引起。因此，肾上腺性征异常症是常见女性出现男性化的原因。该疾病的男性患者一般表现为性早熟。男性因为肾上腺皮质分泌过多的雌激素而呈现女性化的病例较为罕见。

15

高血压病可能是由肾上腺疾病导致的吗？

我们体内的血管系统分为动脉和静脉，肺脏负责把缺乏氧分的静脉血转换成富含氧分的动脉血。而高血压病是指以体循环动脉血压高于正常范围为主要临床表现的一种独立疾病。若按世界卫生组织诊断高血压病的标准，收缩压大于或等于140mmHg和（或）舒张压大于或等于90mmHg，则定义为高血压病。高血压病发病呈年轻化的趋势。高血压病的早期症状为头晕、头痛、心悸、失眠、紧张烦躁、疲乏等，以后可逐渐累及心、脑、肾等器官，严重时可并发高血压性心脏病、肾功能衰竭、脑血管意外等病变。高血压病影响工作和生活，是诱发冠心病、脑血管病重要的危险因素之一。

患上高血压病的原因有很多，很多人将其归结于先天的遗传因素、不良的生活习惯和过度的工作压力等。其实，这些潜在原因导致的高血压病医学上称为原发性高血压，也就是病因不明确的高血压病。患上这类高血压病，需要吃降压药来治疗，这种高血压病一般都能控制好，患者也能正常生活。

然而，有些人并没有家族遗传病史，生活方式也算健康，但也患上高血压病，而且往往血压更高、波动也较大，经过现代的诊疗技术一般可以找到内在的原因，这种高血压病在医学上被称为继发性高血压，也就是特定的疾病因素导致的血压升高现象。过去认为继发性高血压是少见的，随着医学的发展，大样本的医学研究发现25%的高血压病是继发性的，找到原因并把原因消除以后，就变成了可治愈的高血压病。也就是说，25%的高血压病有治愈的可能性。

那么，哪些是常见的继发性高血压病的病因呢？通过临床的研究发现，肾上腺疾病是继发性高血压病的重要病因，而且药物治疗效果不佳。肾上腺是一个极其重要的内分泌器官，它分泌的多种激素可以影响包括心血管在内的很多器官的运作。如果肾上腺发生病变，如肾上腺增生或肿瘤，人体的内分泌就会出现失调，导致相关的内分泌激素分泌过多。过多的肾上腺激素会导致我们的心血管系统的功能失调，必将引起包括高血压病在内的种种疾病。肾上腺疾病还可引起低血钾和肌无力等症状，有些则会导致我们容貌的改变，常见的有满月脸和水牛背（如图6）。某些严重的肾上腺疾病还可导致心脑血管意外，增加瘫痪的风险。

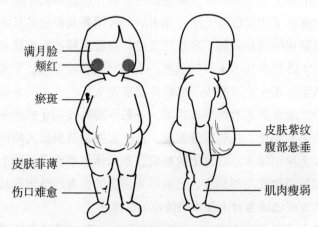

满月脸
颊红
瘀斑
皮肤非薄
伤口难愈
皮肤紫纹
腹部悬垂
肌肉瘦弱

图6　肾上腺疾病导致容貌、形体改变示意

例如，肾上腺皮质增生或腺瘤形成时，如果醛固酮等盐皮质激素分泌过多则导致醛固酮增多症，如果糖皮质激素分泌过多则导致皮质醇增多症。肾上腺髓质肿瘤，即嗜铬细胞瘤会分泌过多的血管活性激素，能导致血压的剧烈波动，甚至心脑血管意外。这些都是继发性高血压的常见病因。这些疾病不是单纯的药物治疗能治愈的，更何况肾上腺肿瘤还有良性和恶性之分。

临床上，肾上腺疾病很容易跟冠心病混淆，是医生容易误诊的一个区域。肾上腺肿瘤患者因其症状很像冠心病而被医生误诊的情况时有发生。肾上腺本身体积很小，做B超检查时很可能被遗漏。其实，临床医生还可以通过检查血皮质醇、醛固酮、肾上腺素等反映激素水平的指标来检测肾上腺是否发生病变。

可见，肾上腺疾病是导致继发性高血压的一个重要原因，且引起的继发性高血压多为顽固性高血压，对一般的降压药物反应差，必须借助外科手术才能使高血压得以好转或治愈。目前的外科技术已经进入微创手术时代，患者不需要在身体上"开大刀"来接受手术治疗，只需要在身体上打个小孔就可以进行手术。这对于患上肾上腺疾病的患者来说是一个福音。自1992年国际上首次成功进行了腹腔镜肾上腺切除术后，我国各大医院甚至中等级别的医院相继成功开展了经腹腔或经后腹腔入路的腹腔镜肾上腺切除术，并且在技术上日趋成熟，手术时间明显缩短，手术操作更加精细，术中出血减少，术后并发症发生的概率也明显降低。术后第二天多数患者可下地活动，一般不需要使用止痛药物，与传统的手术相比，优势十分明显。传统腹腔镜或机器人辅助腹腔镜下肾上腺切除术治疗肾上腺疾病，不仅让患者少受身体上的伤害，而且更加安全和精准，已被越来越多的患者所认可和接受。该手术方式已成为肾上腺疾病治疗的标准术式。

绝大多数患者的高血压病通过手术治疗，可以得到明显控制，甚至不需要服用降压药物。早发现和早治疗将取得更明显的降压效果。当然，肾上腺肿瘤切除手术成功了，也不排除肿瘤在10年之后复发的可能。所以一般情况下，医生都会对这类型的患者做定期的随访。患者则应按照医嘱定期去医院复诊。

16

肾上腺疾病为什么会导致高血压？

基于目前的医学发展水平和检查手段，能够发现导致血压升高确切病因的高血压被称为继发性高血压；不能发现导致血压升高确切病因的高血压则称为原发性高血压。继发性高血压，顾名思义就是继发于其他疾病基础上的高血压，当原发疾病治愈或者减轻时，高血压的情况也会随之治愈或缓解。肾上腺疾病是引起继发性高血压的常见病因之一，那么它到底与高血压有怎样的相关性？

肾上腺分泌的糖皮质激素，俗称皮质醇激素，是我们机体调节免疫、代谢、炎症反应等不可或缺的激素，但它分泌过度，却不是个好事。皮质醇具有明显的保钠排钾的作用，其机制和醛固酮一样，只是作用没有醛固酮那么强烈，但是足够浓度、作用时间足够长的皮质醇激素累积起来的效果是非常惊人的。水和钠离子在我们血液循环中积累后就会使血管中的血液总量增加，而血管容积是不会轻易增大的。大家可以设想：一个扁的皮球和一个装满水而圆鼓鼓的皮球，肯定是后者内的压力更大。当血管容量增加，血管的弹性就变小，更主要的是心脏在同样时间内要泵出更多血液。把心脏想象成一个水泵，往高处泵水，既要克服外面的阻力，又要开足马力尽可能多地排水，水泵和水柱压力不断增大。高血压就这样慢慢地形成了。

肾上腺分泌的盐皮质激素可潴钠、潴水、排钾，其升高血压的作用比皮质醇更强。同时它可能抑制肾素-血管紧张素系统对人体血压的调节，其引起血压增高的程度会比单纯的皮质醇增多所引起的血压增高更加严重，血压上升得也更快。

肾上腺素、去甲肾上腺素和多巴胺，就是我们常说的儿茶酚胺。肾上腺素和去甲肾上腺素可以作用于细胞膜上 α 受体和 β 受体，使血管平滑肌收缩、心率增快，血压升高。在应急情况下，我们的大脑会通过神经纤维直接给肾上腺髓质中的嗜铬细胞发出信号，刺激其迅速释放肾上腺素和去甲肾上腺素，而它们有着强烈的收缩外周小动脉的作用，此时血管容量内的血液就会立即相对血管总容积而增多，血管压力迅速上升，就像一个扁了的皮球被狠狠地捏了一把一样。同样，儿茶酚胺可以直接作用于心脏，促使心跳加快、心脏收缩力增强，好比开车的司机踩了下油门后发动机转得又快又有劲一样，血压在这种情况下会骤然上升。正常生理情况下，人体分泌的儿茶酚胺很快就会被体内的酶分解，血压不会升高。而对于嗜铬细胞瘤患者来说，儿茶酚胺阵发性、持续时间相对较长地过量分泌，导致患者血压明显升高。

正常情况下，这些激素的释放受机体的精确调控，不会引起血压的升高。但是在临床上常见的皮质醇增多症、原发性醛固酮增多症、儿茶酚胺增多症等患者体内，这些激素的释放并不受原先机体调控系统控制或者机体对调控系统指令不再敏感，过多分泌释放入血，引起血压升高，使得患者发生高血压。

所以，肾上腺和高血压，特别是继发性高血压之间有着密切的联系，在查找高血压病因时不要遗漏了肾上腺病变这个重要因素。

17

肾上腺疾病伴有血压高该如何治疗?

随着社会生活水平的提高,大家对健康的重视程度越来越高,会定期或不定期地进行健康体检。通过健康体检,很多疾病就能被早发现、早诊断、早治疗。大家可能都遇到过这种情况:在拿到体检报告时,如果发现体检单上写着身体某部位有异常,往往会因为不懂而特别紧张,这时如果去问体检医生,其粗略的回答根本不能解决自己的疑虑。倘若体检的结果是肾上腺有异常,同时伴有血压升高的临床表现,你是否会更加坐立不安?其实,临床上有些肾上腺异常并不需要处理,伴发的高血压也可能是原发性的。如果是肾上腺肿瘤或是占位病变,则需要特别重视。相信大部分人进行体检时首选的是彩色超声检查,毕竟超声检查是简单、方便、无创的方式,同时检出率也较高。彩超能发现的肾上腺异常,一般是肾上腺体积增大、肾上腺结节、肾上腺肿瘤、肾上腺囊肿等。肾上腺囊肿、肾上腺单纯体积增大等情况一般不会导致高血压。如果有高血压,可以先去心内科检查明确病因,比如完善高血压四项、24h动态血压、同型半胱氨酸、醛固酮、皮质醇激素水平等检查。若找不到确切原因,那就得考虑是不是得了原发性高血压,如果是这种情况,就与肾上腺异常没有关系。按照高血压治疗指南,当患者血压的收缩压大于160mmHg,舒张压大于100mmHg时,或者是血压没有达到上述指标,但患者有明显的高血压症状,比如头晕、头痛、乏力、眼睛胀痛、心慌等不适时，也是需要接受治疗的。心内科的医生会根据你的具体情况，提供专业的降压方案，以及相关疾病的健康宣教。

假如彩超结果提示肾上腺肿瘤、肾上腺结节，甚至肾上腺恶性占位病变，那就需要特别重视，因为很可能肾上腺长了瘤子。肾上腺上长瘤子的情况并不少见，一旦发现这样的异常也不要过于惊慌。此时若合并高血压等情况，就要考虑是否是肾上腺疾病所引起，这些情况需要及时诊断治疗。这里要补充说明的是，肾上腺方面的疾病，一般的二级及以下医院（县医院及乡镇医院）误诊率和漏诊率较高，原因可能是二级及以下医院很难见到此类疾病或者缺乏相关的检查、检验手段。一旦体检发现肾上腺有异常，建议到当地的三级医院就诊。这些医院对这类患者的收治经验更多，检查、检验手段齐全，误诊率、漏诊率低。肾上腺疾病引起的高血压是继发性高血压，通过治疗肾上腺原发病有望将高血压治愈。但是，由肾上腺疾病导致的继发性高血压有时特别严重，如儿茶酚胺增多症、肾上腺醛固酮瘤等引起的高血压。而且，患者年龄往往偏年轻，对血压增高比较敏感，高血压的症状较明显，会更积极地就医。临床上，有些人在收缩压升高到180mmHg时可能也没什么反应。如果体检发现肾上腺异常，虽然患者没有明显不适，也要积极地到泌尿外科就诊，医生往往会帮你控制血压，然后进一步对肾上腺进行全面检查，明确高血压是否由肾上腺异常病变引起、具体是哪种肾上腺疾病、是否需要治疗、到底是需要手术治疗还是药物治疗等问题。

当然，也有一部分肾上腺有异常的人血压并不是特别高，收缩压小于160mmHg，症状也不是特别明显。这种情况需不需要特别治疗呢？首先，不管怎样，肾上腺有异常，最好还是去完善相关检查，明确诊断。对于高血压的治疗，我们通常需要考虑目前的血压是否有治疗的价值，原因有如下两个方面：第一，是药三分毒，而且一旦开始服用控制高血压的药物，就需要长期使用，而不能随便停药；第二，机体对血压有一定的承受能力。之所以规定收缩压大于160mmHg才进行治疗，是因为临床循症医学发现，收缩压位于160mmHg以下的高血压对人体各个器官的损伤比较小，服用药物虽然也能将血压降下来，但患者必须承受药物不良反应及药物副作用的风险，而且，有时服用药物也不一定能将血压控制好。当收缩压大于160mmHg时，就会对机体产生较大的影响，长此以往，会对心脏、肾、脑、视网膜等器官的血管造成不可逆损伤，因此需要积极的降压治疗。但是，这并不是唯一标准，是可以根据具体的情况而有所变动的，医生会根据你的个人情况综合考虑，然后制定合理的治疗方案，千万别自作主张，随便服药，也不要病急乱投医。

总之，发现肾上腺异常，同时伴有高血压，首先需要明确肾上腺异常病变与高血压是否密切相关。若两者密切相关，通过治疗肾上腺疾病，高血压自然会得到控制；若两者无相关性，考虑为原发性高血压，那么，只需通过药物治疗及高血压健康宣教来调控好血压就可以了，肾上腺的异常病变定期复查就好。

18

肾上腺疾病的诊断思路是什么？

　　诊断，在医学意义上是指对疾病及其病理原因所做的判断，通俗地讲，就是医师替患者判断得了什么病、为什么会得这种病。这种判断一般由专业人员根据患者的临床表现、体格检查、实验室检查结果等资料得出。思路就是人们思考某一问题时思维活动进展的线路或轨迹。诊断思路是医生在评价临床资料的基础上进行诊断时脑海中的思维过程。

　　肾上腺为机体的重要内分泌腺体，好比机体的一台小型马达，在我们机体突然受到强烈的有害刺激时就会高速运转并分泌激素，就是我们说的应急反应和应激反应。肾上腺疾病实为内分泌疾病，其病变包括炎症、自身免疫、退行性变、肿瘤等，其诊断思路和程序通常遵守内分泌疾病的一些规律。一般从两方面入手：外表，即解剖学定位（判断病变部位是发生于肾上腺）；内在，即功能学定性诊断（判断是肾上腺哪种功能异常）。定位诊断有赖于影像学检测及同位素扫描，当医生怀疑你有肾上腺疾病时会给你开CT、同位素检测等检查单，从而从位置上判断疾病是否发生在肾上腺。定性诊断有赖于激素水平检测、内分泌动态功能检测及生化代谢检测，入院时医生让患者抽血、查尿、做卧立位试验、做卡托普利试验等就是为了完成这一步。

　　判断疾病种类的方法通常有印象对比法、综合分析法和逐步排除法。

老王到医院看病，对他的接诊医生说他有高血压、心悸、头痛等症状，接诊医生简单询问后说："哎哟，老王你这可能是嗜铬细胞瘤。"接诊医生这时用的就是印象对比法。印象对比法是指患者的临床表现和辅助检查能反映疾病的整体印象，若这种印象与医生记忆中的疾病印象一致，首先考虑该病。这种诊断方法比较便捷，适用于某些常见病的诊断，但由于思考范围较狭窄，思考方式较主观，所以漏诊的可能性较大。

综合分析法需要对所获得的资料进行全面而细致的分析评价，从中选择能概括病情的主要阳性表现，列出需要鉴别的一些疾病。该诊断方法较常用，与印象对比法相比，因考虑到多方面因素，漏诊率较低，但主要阳性表现由医生选择，选择失当仍会导致误诊，因此对医生自身能力的要求相对较高。

逐步排除法，即先根据患者的症状特点，根据症状学知识，考虑一些可能的疾病；接着参考临床表现和体格检查，根据可能性排除一些疾病；再通过实验室检查、影像检查和其他辅助检查，逐步排除可能性较小的疾病；最后保留下来的疾病，就是最接近诊断的疾病。这一诊断方式虽比较繁复，但因其较为全面，所以很少漏诊。

对于肾上腺疾病，综合分析法和逐步排除法都是较合适的思维方法，印象对比法漏诊、误诊可能性较大。了解了肾上腺疾病的诊断方式及医生的思维方式后，只要我们好好配合医生的要求，医患携手一定会又快又准地做出诊断。

19

通常医院都能做哪些肾上腺疾病的相关检查？

随着科学技术的发展，各个大型医院的检查设备都已经更新换代。基于对肾上腺疾病各个方面的检查需要，在影像学检查方面有超声波、X线摄片检查、电子计算机断层摄影（CT）、磁共振（MRI）、放射性核素显像等；在实验室检查方面和一些特殊试验方面种类特别多，均有不同的意义。下面详细地为大家介绍一下，到底现在的医院对肾上腺疾病有哪些相应的实验室检查和特殊试验检查。

1. 肾上腺皮质功能相关检查和试验

实验室可检查的项目有：17-羟类固醇、17-酮类固醇、17-生酮类固醇、游离皮质醇、醛固酮、总皮质醇、睾酮、黄体酮、去氧皮质酮、皮质酮及18-羟皮质酮、促肾上腺皮质激素（ACTH）测定等。前4项检查是通过检查24h尿液中上述成分的含量来作出判断，剩余指标均是通过血液来检测。最常用的是测定24h尿中的17-羟类固醇，因为17-羟类固醇是糖皮质激素的代谢产物，且误差最小。反映糖皮质激素分泌情况的还有17-酮类固醇、17-生酮类固醇、游离皮质醇、总皮质醇、去氧皮质酮、皮质酮及18-羟皮质酮测定。醛固酮测定可以用来确诊原发性醛固酮增多症，或者是肾上腺醛固酮瘤等疾病。睾酮、黄体酮测定则可以用于鉴别一些其他肾上腺疾病。ACTH测定可以用来鉴别库欣综合征、肾上腺肿瘤以及先天性肾上腺皮质增生等病。

肾上腺皮质功能相关的特殊试验有ACTH激发试验、地塞米松抑制试验、赖氨酸加压试验、促肾上腺皮质激素释放激素刺激试验等。这些特殊的试验方法和其所反映的临床意义有点复杂。比如，ACTH激发试验是给患者注射一定的ACTH，然后测24h尿中的17-羟类固醇等，可以反映肾上腺皮质激素分泌的量是否升高，升高了就代表刺激有效，肾上腺能被调控，表示肾上腺本身没有问题。其他方法的目的相似，只是机制不一样而已，目的都是为了区分病灶是在肾上腺还是调控肾上腺功能的上级部门，如垂体、下丘脑。

2. 肾上腺髓质功能相关检查和试验

实验室可检查的项目：24h尿游离儿茶酚胺、甲氧基肾上腺素及去甲氧基肾上腺素、香草扁桃酸、血儿茶酚胺的测定。肾上腺髓质分泌儿茶酚胺，嗜铬细胞瘤患者儿茶酚胺分泌量明显增加，过多的儿茶酚胺可以直接经尿液排出，也可以被肝脏处理后变成甲氧基肾上腺素及甲氧基去甲肾上腺素，然后经尿液排出，香草扁桃酸为儿茶酚胺代谢后的最终产物，作为检查指标，在反映儿茶酚胺含量方面具有很好的代表性。

特殊试验包括激发试验和阻滞试验。激发试验有三种方式：磷酸组织胺激发试验、胰高血糖素激发试验和酪胺激发试验，都是通过一定的方式激发嗜铬细胞瘤释放儿茶酚胺导致血压升高，而一般情况下正常人不会被激发，由此来帮助诊断。阻滞试验包括酚妥拉明（Rogitine）试验和苯苄胺（Dibenzyline）试验，分别使用不同的抑制剂，抑制正常的肾上腺髓质细胞分泌儿茶酚胺，而对嗜铬细胞瘤的分泌影响不大，由此来鉴别。当然这些试验需要在监测血压的情况下进行，且必须做好充足的准备，万一患者出现意外，需要及时抢救，风险比较大。特别是激发试验，一般情况下是不做此检查的。

列举了这么多检查，每一种检查都有其重要的临床意义，只要综合一些相关的检查就可以确定某些疾病。通过影像学、实验室检查和一些特殊试验，除了非常罕见的疑难杂症之外，基本上能确诊肾上腺相关疾病。不过并不是所有医院都能开展这些检查，毕竟其中的部分检查对仪器设备和掌握检查技术的医护人员都有比较高的要求。三级以下的医院不一定有相关检查项目，三级医院基本上是具有这些检查项目的。

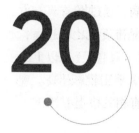

哪些影像学检查对诊断肾上腺疾病有帮助？

目前医院常用的影像学检查手段基本上都能满足肾上腺疾病的诊断要求，在肾上腺脏器检查方面常用到的影像学检查有：超声波检查、电子计算机断层摄影（CT）及增强扫描、磁共振扫描（MRI）、放射性核素显像等检查。这些检查手段各有其优缺点，下面我就为大家详细介绍各种检查方法在肾上腺疾病中的诊断价值。

1. 彩色多普勒超声检查

超声波检查是我们平时接触最多的检查手段，简称"B超"。彩色多普勒检查简称彩超，既简单经济，又安全无创，并且各级医院均能开展该项检查，通常为肾上腺疾病筛查的首选方法。彩超对肾上腺1cm以上的肿瘤发现率可达到90%，大部分人可以通过彩超发现自己肾上腺是否存在异常病变。

针对肾上腺疾病的彩超，检查前的准备工作要求较高，如空腹、禁饮、禁食等，同时彩超检查容易受到肠道气体的干扰，导致无法清晰显示肾上腺，从而导致漏诊或误诊。另外，彩超对检查者的要求同样相对较高，需要临床经验较为丰富的超声科医生对彩超所见影像进行分析。

2. 电子计算机断层摄影（CT）

对于CT，相信大家都不陌生了，我们生病住院的时候经常会听医生说要做个CT检查。患者躺在CT检查床上接受几分钟扫描后，体内各种器官的轮廓就呈现在医生的面前了。CT检查具有方便快捷、准确度高的特点，对肾上腺的检查精准度也比彩超高，对肾上腺腺瘤、癌、增生的诊断率接近100%。对直径1cm以上的肾上腺醛固酮瘤检出率也可达90%。但CT检查费用较彩超高。现在大部分三甲医院的CT都已经更新换代成64排的了，其精准度、清晰度更高。

随着CT技术及三维成像技术的发展，现在CT扫描后的数据经软件处理后，可以建立起一个三维图像了。通过这样的技术，就可以把我们的肾脏、肾上腺及周围器官立体而清晰地展现出来，可以让医生全方位了解肾上腺发生了什么变化，与周围器官的关系怎么样。

3. 磁共振扫描（MRI）

MRI相对来说，知道的人要少些，做过MRI的人都知道，一次检查做下来要30多分钟。身体内植入了其他设备的患者不能做MRI检查，主要是怕在高频、高强度的磁场中植入设备出现故障或松动的情况。但MRI有个很好的优势就是可通过水成像，无射线，对于孕妇来说是不二之选，而且在肾上腺疾病的诊断价值上与CT平扫相差无几。

4. 放射性核素显像

了解放射性核素显像的人就更少，但还是要给大家做一个介绍，它在肾上腺疾病鉴别诊断中有重要应用价值。肾上腺所分泌的一些激素的原材料就是胆固醇，利用一些特定的技术，将^{131}I-19-碘标记到胆固醇中。被检查者服用这些被标记了的胆固醇一段时间以后，肾上腺将聚集很多这样具有放射性的胆固醇，然后用仪器检测双侧肾上腺的放射剂量，多的地方则提示有肿瘤或增生的可能。它不但复杂，还让被检查者接受辐射，而且比较费时间，但是它在肾上腺疾病的鉴别诊断方面有其特殊意义。

上面我们介绍了肾上腺疾病的几种常用影像学检查手段，每种手段各有优势，但是在临床诊断方面，目前最为常用的是肾上腺CT扫描检查。在初步筛查出肾上腺有病变的时候，为了进一步弄清楚肾上腺病变精确部位及病变类型，肾上腺CT检查是首选。

21

什么样的肾上腺肿瘤需要手术（手术指征）？

如果长了肾上腺肿瘤，患者最好选择什么样的治疗方法呢？是不是所有的肾上腺肿瘤都需要进行手术治疗呢？都有哪些手术方式可供选择？

对于一般的患者及本书的读者来说，主要需要了解肾上腺髓质、皮质及副神经节相关肿瘤，这类肿瘤在我们的身边是比较常见的。对于继发性的转移瘤，很多肿瘤晚期都会发生转移，部分肿瘤早期也会转移，只要转移到了肾上腺，就会发生肾上腺的转移瘤。

对于肿瘤，大家都有所畏惧，觉得一定是不治之症，那肿瘤到底有没有得治呢？往往患者认为的能治就是治好了，再也不会复发，但对于医生来说，他们更注重的是改善患者的生存质量，延长患者的寿命，提高5年、10年生存率。本着这么一个医疗宗旨，我们再来看肾上腺肿瘤患者是否一定需要接受手术治疗，就有了一定的判断方向。一个方向是患者自己对疾病的期望值，以及患者自身因素，包括患者的经济条件、性格特点，以及患者愿不愿意配合治疗。另一个方向是医生根据患者肾上腺肿瘤的情况，包括分期、分型、肿瘤的性质、肿瘤的来源以及患者临床症状对患者进行综合评估。只有综合了这两方面的因素才能合理地决定是否需要手术治疗。

对于肾上腺肿瘤，根据2014年版《中国泌尿外科疾病诊断治疗指南》，最好的治疗方式是手术治疗，就是将病灶利用手术切除。对于心肺功能较差者，有出血风险者，预期寿命短的高龄患者，以及肾上腺肿瘤已经发生全身多处转移、不能耐受手术者，并不适合手术治疗，往往采用药物治疗的方式来控制症状，防治并发症，延缓病程的发展。

哪些情况是适合手术治疗的呢？往往医生会通过评估手术难易度、手术风险、患者手术后获益等方面来判断。只要有下列情况均需要选择手术治疗：①引起皮质醇增多症和原发性醛固酮增多症的肾上腺皮质增生性疾病和肾上腺皮质肿瘤；②引起儿茶酚胺增多症的肾上腺嗜铬细胞瘤及髓质增生症；③肾上腺偶发瘤及无功能性肿瘤，包括肾上腺囊肿、肾上腺脂肪瘤和节神经细胞瘤（一般认为肿瘤直径大于4cm）；④局限性肾上腺恶性肿瘤（直径小于6cm，无明显包膜或血管侵犯），以及单一的肾上腺转移性肿瘤。

22

治疗肾上腺肿瘤有哪些手术方式?

对于已经查出肾上腺肿瘤的患者,若满足前文中列出的手术指征则可以考虑接受手术治疗。目前肾上腺肿瘤治疗都有哪些手术方式,到底哪种手术方式最适合患者呢? 下面我将为大家详细介绍不同手术方式的优缺点。

医疗技术相对不发达的时候,肾上腺疾病的手术基本是开放手术,也就是我们常说的"开刀",但是随着医疗技术和设备的发展,开放手术在肾上腺疾病的手术治疗方面已不是首选方法了,但仍是必不可少的手段。对于腹腔镜手术分离困难、通常直径大于6cm的肾上腺嗜铬细胞瘤或副神经节瘤、脊柱畸形不适合行腹腔镜手术的肾上腺肿瘤患者,开放手术仍是常用手术方式。

目前肾上腺肿瘤手术治疗首选腹腔镜手术,通过在患者的腹壁或者腰背部打三个孔:一个孔操作钳子,另一个孔操作超声刀设备或者电切刀设备,最后一个大孔为腹腔镜光源和摄像头进出口。腹腔镜直视下就可以完成大部分肾上腺肿瘤切除手术。腹腔镜手术相对开放手术来说,在手术时间、术中出血量、术后患者住院时间等方面均有明显优势,具有创伤小、恢复快等优点。过去认为嗜铬细胞瘤不宜行腹腔镜手术治疗,主要是手术时间长、术中血压波动剧烈、瘤体表面血管多,易造成术中大出血、休克等并发症,随着腹腔镜手术经验的积累,仪器设备的逐步改进,腹腔镜已用于直径小于6cm的肾上腺嗜铬细胞瘤切除术。当然,腹腔镜手术也不是万能的，遇到情况复杂或者大出血的时候，不能盲目追求微创，这也是医生说用腹腔镜做手术还有可能中途转开放手术的原因。

随着微创技术和设备的进步，目前还兴起了一种达芬奇机器人辅助手术，此方法是在腹腔镜基础上的进一步改进和提升，后面会为大家详细介绍达芬奇机器人手术的优缺点。

所以，当肾上腺肿瘤需要行手术治疗时，具体选择哪种手术方式，需要根据肾上腺肿瘤的性质、大小、与周围组织器官有无粘连、患者的一般情况等方面综合评估。总的来说，腹腔镜手术是肾上腺肿瘤手术治疗的首选方法，开放手术是保证，有达芬奇机器人系统的医院，也可以考虑采取机器人手术切除肾上腺肿瘤。

23

达芬奇机器人做肾上腺手术可靠吗?

　　达芬奇机器人手术系统是最近流行起来的新技术，它是一套手术设备系统，包括有4支7自由度的交互手臂，以及"高清晰度三维立体成像系统"，可提供10～12倍的放大率，克服了传统腹腔镜技术平面成像带来的手术中组织器官相对解剖位置、手术器械移动方向及与组织位置关系不清的问题，使得手术视野更加开阔清晰，手术操作更加灵活精细。其实所谓的机器人就是一系列的操作手臂及配有高清摄影的整套系统，医生借助这些操作手臂及摄影系统在患者腹腔内做手术。

　　以前做手术都是通过开刀来实现的，后来大家不断追求手术后的美观、术后效果，故逐渐采用腹腔镜手术。腹腔镜手术相对开放手术来说，手术创伤小多了，术后恢复也快了很多。但是，在局限而狭小的套管孔下做一些复杂的手术时，或者对手术有很严格的要求时，往往单凭腹腔镜手术满足不了，就不得不改成开放手术。但随着医学和科技的发展，科学家发明了上述的机器人来辅助手术，使得在狭小的空间做手术，就像做开放手术一样，不但能够看得很清楚，也能在摸不到的腹腔内进行各种精细操作。

　　也许有些人会开始担心，就这么一个没有思想的机器人，在患者腹腔内，捣鼓来、捣鼓去的，能做好手术吗？效果能比开放手术或腹腔镜手术好吗？我们认为答案是肯定的，原因有：①这样的一个机器人系统，有4个操作手臂，又有很多关节，可以做出任意的动作，能很好地满足手术医生的各种操作需求，这是传统的腹腔镜很难做到的；②有可以放大10倍以上的高清摄像头，这比我们肉眼看得细致多了；③同样可以做到微创，以及手术的无菌。只是这样的操作系统对医生有了更高的要求，不但需要医生具有扎实的专业知识，同时也要能非常熟练地操作各种手柄，完成各种动作，不然一台手术耗时非常久，患者必须注射更多的麻醉药，而医生也会做得非常吃力，自然效果也会打折扣。

　　总之，机器人做肾上腺手术是非常可靠的，它不是计算机按着一定程序在运作，而是经验丰富的医生借助机器人辅助系统完成一些高要求的手术。最终手术要做成什么样还是由医生来决定，机器人只是一种技术上的提升。

24

听说过前列腺增生，肾上腺也会增生吗？

有时候我们在体检或住院检查时，发现检查报告单上写有肾上腺增生，这令我们非常恐慌。首先不明白肾上腺增生是什么意思，其次担心肾上腺增生会不会是恶性肿瘤。其实临床中不是所有的肾上腺增生都需要马上治疗，下面我们给大家介绍肾上腺增生是什么疾病，到底什么样的肾上腺增生疾病需要治疗。

肾上腺增生是指肾上腺皮质或肾上腺髓质细胞广泛地增生，功能亢进。肾上腺由皮质和髓质组成，其中皮质又分为球状带、束状带、网状带三个带。球状带主要分泌盐皮质激素，最终产物是醛固酮；束状带主要分泌糖皮质激素，最终产物是皮质醇；网状带主要分泌性激素，最终产物为睾酮和雌二醇；肾上腺髓质主要分泌儿茶酚胺。这些激素的正常协同作用是维持人体内环境平衡的必要条件。因此，人体肾上腺不同部位发生异常增生并引起激素分泌异常时，其临床表现各不相同。

肾上腺皮质增生引起的常见疾病为皮质醇增多症或醛固酮增多症，也就是我们肾上腺皮质的束状带和球状带病变引起。由肾上腺皮质束状带增生引起皮质醇增多症的患者常表现为典型的满月脸、水牛背、向心性肥胖、皮肤薄、高血压，还有就是全身多处出现紫纹、皮肤可见痤疮、多毛、男性性欲减退、女性月经不调或闭经等，长期作用下还会导致骨质疏松，医学上称为库欣综合征。

由肾上腺皮质球状带引起的醛固酮增多症的患者常见表现为高血压、肢体麻木、自觉四肢无力、头重脚轻、懒于活动和谈话，有的患者自诉有长期的多尿症状，尤其夜间多尿，同时又老是想喝水的现象。

肾上腺髓质增生引起的临床症状常表现为儿茶酚胺增多症，其最主要的临床表现就是高血压，常在持续性血压升高的基础上出现阵发性加剧，发作突然，头痛剧烈，心悸，呼吸急促，胸部有压抑感，皮肤苍白出汗，有时候伴有恶心、呕吐、视觉模糊。该病发作时患者精神紧张，血压能达200~300mmHg，发作一般持续数分钟至数十分钟不等，缓解后血压仍高于正常值。

当我们在检查报告上发现肾上腺有增生的时候，就需要自我对照一下有没有以上的相关症状，同时还得完善下面这几个检查项目：血皮质醇节律、电解质、高血压卧立位试验、24h尿儿茶酚胺代谢物检查。这些实验室检查项目能帮助我们初步明确肾上腺增生是发生在皮质还是髓质，是在皮质球状带还是束状带。

血皮质醇节律是筛查皮质醇增多症的方法，高血压卧立位试验是用来初步筛查醛固酮增多症，24h尿儿茶酚胺代谢物检查则是诊断儿茶酚胺增多症的生化学指标。如果这几项检查都正常，则考虑这种肾上腺的组织增生没有引起肾上腺功能亢进，没有引起激素代谢紊乱，那么这种肾上腺增生不需要治疗，但是要定期复查并观察自己有无血压升高。如果这几项检查中有异常，则考虑这种肾上腺增生需要治疗。另外有临床症状，且实验室检查异常的肾上腺髓质增生会引起恶性高血压，对人体心脏、脑、肾脏等多种器官有损害，需要尽快治疗。

25

患有肾上腺结节，吃了药血压控制得很好，为什么还要定期复查？

检查出了肾上腺疾病，需要吃药是很正常的，有些人觉得：吃了药后高血压及伴随症状控制得都比较好，治疗效果都不错，还要检查什么呀？事实上，对于肾上腺相关疾病，光吃药是不够的，并且单凭血压控制好，并不能说明治疗效果好，血压不能反映疾病的所有情况，还需要进一步了解肾上腺结节到底是怎么一回事，到底有哪些异常，如果要复查，还需要复查哪些项目。

大部分的肾上腺疾病，比如肾上腺醛固酮瘤、库欣综合征、嗜铬细胞瘤等，患者都会表现出高血压的症状，也可以说，高血压是肾上腺疾病的常见临床表现。肾上腺疾病所致的高血压属于继发性高血压，肾上腺疾病没有得到很好的治疗，单独控制血压，并不能说完全控制了病情。

首先，我们要了解肾上腺结节到底是怎么一回事，它可能会有哪些临床症状及相关异常临床指标。一般情况下，肾上腺结节包括肾上腺结节样增生、肾上腺瘤、肾上腺癌、肾上腺嗜铬细胞瘤。它可能没有任何临床症状，或者表现为皮质醇增多症：肥胖或体重增加、满月脸、糖耐量下降或糖尿病、蛋白质代谢紊乱、皮肤紫纹、瘀斑、伤口愈合不良、肌肉无力、儿童生长迟缓、高血压、骨量减少、骨质疏松或骨折、低钾性碱中毒、水肿、多毛及男性化、痤疮、性功能异常等，抽血检查提示血皮质醇节律异常，进一步做小剂量地塞米松抑制试验也是阳性；也可能会表现为醛固酮增多症：高血压、低血钾、肢体麻木、自觉四肢无力，抽血检查高血压卧立位试验阳性，血钾降低，做原发性醛固酮增多症的确诊试验（卡托普利抑制试验、高盐饮食负荷试验、生理盐水滴注试验、氟氢可的松抑制试验）呈阳性；还可以表现为儿茶酚胺增多症：高血压是最常见的临床症状，50%~60%为持续性，40%~50%为发作性，还有10%~50%可出现体位性低血压，可伴有典型的头痛、心悸、多汗"三联征"，急性发作时会出现高血压危象，血和尿的儿茶酚胺代谢物检查异常。肾上腺结节伴有高血压是比较常见的现象，通过上面的介绍，我们了解了肾上腺结节的临床表现往往不只是高血压，还有很多其他的症状。

采用药物保守治疗来控制血压只是治疗的一部分，绝对不是全部。血压控制得很好只是表象，我们体内皮质激素及儿茶酚胺水平仍然不得而知，甚至我们也不知道肾上腺结节有没有增大、恶化等情况。所以即使血压控制良好，我们还是必须定期复查电解质、皮质醇节律、高血压卧立位试验及尿或血儿茶酚胺代谢物，通过这些检查了解患者肾上腺分泌激素的水平，从而判断治疗的效果。同时，我们还需要通过肾上腺CT复查，了解肾上腺结节的变化情况。

如果药物治疗效果不佳，随访复查激素水平仍然很高，或者是肾上腺结节继续增大，建议及时采取手术治疗，这时患者应该积极地配合医生创造手术条件，把握手术机会。

26

嗜铬细胞瘤是什么病？

如果有高血压病，血压水平很高，甚至达到180/110mmHg以上，且常伴有头痛、心悸、大汗淋漓等不适症状，而难受的感觉又总是犹如潮涨潮落，一会儿特别强烈，过一段时间后又逐渐消失，口服多种降压药也难以将血压控制在正常水平（正常血压低于或等于140/90mmHg），这时候就要特别提防，很有可能高血压只是表象，嗜铬细胞瘤才是真凶！建议患者务必及时到心内科、内分泌科或泌尿外科就诊，明确诊断，做到早发现、早治疗、早康复。

当今社会，越来越多的人患有高血压，85%～90%为原发性高血压，即基于目前的医学发展水平和检查手段尚不能发现确切病因的高血压，另外的10%～15%的高血压则能发现明确的病因，称为继发性高血压。嗜铬细胞瘤导致的高血压就是一种典型的继发性高血压。

顾名思义，嗜铬细胞瘤就是一种起源于嗜铬细胞的肿瘤，是一种少见的内分泌肿瘤。2004年世界卫生组织（WHO）对内分泌肿瘤进行了分类，将嗜铬细胞瘤明确定义为来源于肾上腺髓质的可以产生儿茶酚胺的嗜铬细胞的肿瘤。如果医生诊断患者有嗜铬细胞瘤，一般来说就是特指患者肾上腺上长了嗜铬细胞瘤。嗜铬细胞瘤通过合成、存储、分解代谢、释放儿茶酚胺，引起以高血压为主的一系列临床症状。

　　嗜铬细胞瘤可以发生于任何年龄，但多见于40～50岁的成年人，而在男女中的发病率无明显差别。嗜铬细胞瘤在高血压患者中的患病率为0.1%～0.6%，年发病率（3～4）/100万，也就是说1 000名高血压患者中有1～6名患者的高血压是由于嗜铬细胞瘤导致的，而100万人中每年有3～4人新发嗜铬细胞瘤。正因为嗜铬细胞瘤的患病率和发病率均不高，所以目前人群中大部分嗜铬细胞瘤患者未被诊断出来。

　　某些嗜铬细胞瘤患者因长期高血压而导致严重的心、脑、肾损害，甚至因突发严重高血压而导致高血压危象，危及生命。幸运的是，嗜铬细胞瘤导致的高血压是一种可治愈的继发性高血压病，因此，如果能早发现、早诊断、早治疗，就可以最大限度地避免这些损害和危险。

　　嗜铬细胞瘤最常见的临床症状是高血压，比例达到80%～90%，也就是说绝大部分嗜铬细胞瘤患者都有高血压，高血压是患者到医院就诊的最主要症状。嗜铬细胞瘤患者的高血压可以表现为持续性高血压、阵发性高血压或者持续性高血压阵发性加剧，其中，50%～60%的患者表现为持续性高血压，40%～50%的患者表现为阵发性高血压。阵发性高血压患者平时血压正常，发作时血压急剧升高，可达（200～300）/（130～180）mmHg，伴剧烈头痛、全身大汗淋漓、心动过速（心跳快）、心律失常（心跳的节律紊乱）、心前区（左侧胸部）和上腹部紧迫感、疼痛感、焦虑、恐惧或濒死感、皮肤苍白、恶心、呕吐、腹痛或胸痛、视力模糊、复视等症状，严重者可导致急性左心力衰竭或心脑血管意外。

　　既然是阵发性，我们会考虑它是不是有一个"触发点"或者"扳机"？确实，这种阵发性高血压可由体位改变或腹压增高（如大笑、咳嗽、大小便、搬提重物）时压迫肿瘤、有创性操作、某些药物治疗、焦虑等引发，而发作则是由于大量儿茶酚胺释放入血液循环所导致。随着激素在体内被代谢、消耗，血压就会慢慢回复到正常水平，所以一般这种血压的异常升高持续时间不会太长，少则几分钟，多则半小时，极少情况下持续时间会超过1h。持续性高血压患者的血压也有波动，但波动幅度小，一般情况下患者本人感觉不到这种变化。持续性高血压是由于儿茶酚胺被持续性释放入血液循环所致，也可能由阵发性高血压发展而来。持续性高血压患者中有一部分人的血压可阵发性升高，这部分患者更容易出现眼底视网膜出血和视盘水肿，导致视物模糊、视力下降。高血压是嗜铬细胞瘤最常见的临床症状，但相较于持续性高血压，阵发性高血压对诊断嗜铬细胞瘤具有更大的意义。

嗜铬细胞瘤所致的高血压犹如潮水一般，具有"波动性"这个显著的特点，而普通高血压患者中这一情况不常见。另外，嗜铬细胞瘤所致的继发性高血压相较于原发性高血压来说往往更不好控制，规律服用降压药后也会出现血压突然升高的现象。因此当你具有以上两种情况时就要警惕存在嗜铬细胞瘤的可能，及时到医院就诊，可以先做影像检查，最简单的就是超声波检查，一般有经验的医生都可以发现直径大于1cm的肿瘤，除了超声波检查以外，还可以做CT、MRI、间碘苄胍（MIBG）显像、生长抑素受体显像或者PET显像等检查。其中，CT是最主要的检查手段。为了定性诊断，还可取血液或者尿液做化验，检测其中的肾上腺素、去甲肾上腺素、多巴胺及其代谢产物的水平，考虑到激素入血的"间歇性"，在疾病发作时检测阳性率更高。

如果确诊为嗜铬细胞瘤，这时候也不用过分担心，这类高血压通过手术切除嗜铬细胞瘤瘤体后是可以痊愈的。但是一旦发现就要及时治疗，以免错过了最佳的治疗时间。一旦出现了高血压的并发症，治疗难度就会加大，因此，早发现、早治疗是关键。

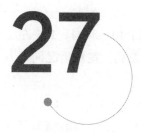

嗜铬细胞瘤为什么被称为 "10%肿瘤"?

良性肿瘤、恶性肿瘤、肾脏肿瘤、肝脏肿瘤、肺脏肿瘤等疾病名称，大部分人都曾经听说过，但是"10%肿瘤"你听说过吗？其实，这里的"10%肿瘤"特指嗜铬细胞瘤，而其中的"10%"则是嗜铬细胞瘤的一个显著特点，表示嗜铬细胞瘤在多个方面都体现了"10%"这个特征。

1. 10%左右的嗜铬细胞瘤可能发生恶变

恶性嗜铬细胞瘤的比例为10%左右，由于它存在转移及复发，所以治疗时需联合手术、化疗、放疗、分子靶向治疗等多种方法，而就算如此，恶性嗜铬细胞瘤的预后也不太好。研究表明，恶性嗜铬细胞瘤的5年生存率为36%~60%，也就是说经过联合治疗，5年后仍存活的恶性嗜铬细胞瘤患者占36%~60%。

2. 10%左右的嗜铬细胞瘤为双侧多发

嗜铬细胞瘤可发生于左侧肾上腺，也可以发生于右侧肾上腺，大部分情况均位于单侧，但仍有10%左右的嗜铬细胞瘤双侧多发，而多发则意味着不止有1个嗜铬细胞瘤瘤体。这种双侧肾上腺长数个嗜铬细胞瘤的情况多见于家族性疾病。

3. 10%左右的嗜铬细胞瘤发生于肾上腺以外的组织和器官

这种嗜铬细胞瘤被称为副神经节瘤，最多见于主动脉旁的嗜铬体。

4. 10%左右的嗜铬细胞瘤为儿童发病

嗜铬细胞瘤可以发生于任何年龄，多见于40~50岁，10%左右的嗜铬细胞瘤发病年龄早，在儿童时期就发病，这种情况同样也多见于家族性疾病。

5. 10%左右的嗜铬细胞瘤为家族性

嗜铬细胞瘤绝大部分为散发性，10%左右的嗜铬细胞瘤为家族性嗜铬细胞瘤，即在同一个家族中有多个嗜铬细胞瘤患者，为遗传性疾病。

6. 10%左右的嗜铬细胞瘤会复发

嗜铬细胞瘤经手术等治疗后，并不是一劳永逸，从此相安无事，事实上，仍有10%左右的嗜铬细胞瘤会出现复发的情况。哪些患者容易复发呢？一般来说，年轻、肿瘤的体积比较大、双侧多发以及家族性嗜铬细胞瘤患者的复发率比较高。尤其要注意的是，儿童嗜铬细胞瘤患者的复发率和恶变率相较于成人来说要高，所以，儿童嗜铬细胞瘤患者应定期随访，如1年查一次血或尿儿茶酚胺，并维持终生。

什么是家族性嗜铬细胞瘤？

　　小明今年才上初中，却检查发现患有嗜铬细胞瘤，后来医生了解到他的爷爷、父亲也有嗜铬细胞瘤，医生告诉小明，说他患的是家族性嗜铬细胞瘤。嗜铬细胞瘤也是可以遗传的，如果青少年时期就发现患有嗜铬细胞瘤，特别是两边肾上腺有多个嗜铬细胞瘤瘤体时，家族性嗜铬细胞瘤的可能性较大。

　　家族性嗜铬细胞瘤与恶性嗜铬细胞瘤、异位嗜铬细胞瘤等一样，是嗜铬细胞瘤的一种特殊类型。家族性嗜铬细胞瘤是一种常染色体显性遗传病，如果患有嗜铬细胞瘤，而配偶无此病，则其子女患嗜铬细胞瘤的可能性为50%。显性基因可理解为家族性嗜铬细胞瘤的决定基因，而非显性基因则可理解为正常基因。我们都知道，基因是主管遗传的物质，它能携带父母的身体"密码"，然后通过生育遗传给下一代，而家族性嗜铬细胞瘤的发病就与基因分配有关，这也是它能遗传给后代的基础。家族性嗜铬细胞瘤与散发性嗜铬细胞瘤是对应的两种类型，家族性与散发性在医学中是疾病的两种不同特征，家族性疾病是指有遗传性的疾病，可能会一代一代往下遗传，而散发性疾病是指出生后发生的疾病，属于后天性疾病。家族性嗜铬细胞瘤在嗜铬细胞瘤中的比重很小，仅仅占10%左右，反言之，临床上绝大部分的嗜铬细胞瘤为散发性嗜铬细胞瘤。

　　相较于散发性嗜铬细胞瘤，遗传性嗜铬细胞瘤有什么特点呢？家族性嗜铬细胞瘤的发病年龄往往比散发性嗜铬细胞瘤要早，也就是说它更倾向于"光顾"年轻人，但有部分患者可能由于当地医学水平、自身经济条件的限制，到很大岁数了才明确家族性嗜铬细胞瘤的诊断，而事实上，他可能青年的时候就已经患病。家族性嗜铬细胞瘤患者出现双侧肾上腺都长嗜铬细胞瘤或者全身长多个嗜铬细胞瘤的情况要比散发性嗜铬细胞瘤多很多，前者大约50%，而后者仅有不到10%。家族性嗜铬细胞瘤有一个比较特别的现象：如果观察一个有嗜铬细胞瘤基因的家族，你会发现在这个家族中，患病者的发病年龄和部位往往相同，嗜铬细胞瘤的部位多位于肾上腺。家族性嗜铬细胞瘤多数为良性，瘤体外面包裹着一层完整的包膜，手术时容易剥离；家族性嗜铬细胞瘤患者的临床表现多为阵发性高血压伴有间歇性的血压正常，在疾病的早期，症状较隐匿，而随着疾病的进展，后期多表现为持续性高血压，对于不同的家族其临床表现常常不同，就算是同一家族，发病者的临床表现也不一致；家族性嗜铬细胞瘤也可合并甲状腺肿瘤和/或增生、神经节瘤等，为多发性内分泌腺瘤综合征的一部分。

29

嗜铬细胞瘤会导致低血压吗？

除了高血压，嗜铬细胞瘤患者还会出现低血压，甚至休克。临床中，部分嗜铬细胞瘤患者在阵发性高血压发作后，或者在改变体位（如起床时由卧位变为站立）时，出现低血压现象，表现为头晕、目眩、四肢乏力、站立不稳等症状。

嗜铬细胞瘤最常见的临床症状是高血压，表现为阵发性高血压、持续性高血压或者在持续性高血压的基础上阵发性加重。但是，除了高血压之外，低血压也常出现在嗜铬细胞瘤患者的临床表现中。

在讲为什么会出现低血压之前，我们先来了解一下什么叫血压以及低血压。人体的心脏和血管内充满流动的血液，为人体输送氧气、营养，排出二氧化碳、废物等。血压即是血液在血管内流动时，作用于血管壁的压力，它是推动血液在血管内流动的动力。世界卫生组织（WHO）对高血压的诊断标准有明确规定，收缩压（常说的高压）大于或等于140mmHg或者舒张压（常说的低压）大于或等于90mmHg。但是，对于低血压的诊断尚无统一标准，一般认为收缩压小于或等于90mmHg或者舒张压小于或等于60mmHg即为低血压。心脏、血管、血液组成了一个封闭的循环系统，其中心脏是"泵"，提供原动力，推动血液流动，血液作用于血管壁，从而产生血压，继续推动血液在血管内流动。心脏泵血的功能下降、血液容量减少、血管持续扩张都将导致血压降低。

嗜铬细胞瘤可表现为高血压与低血压交替发作，其原因可能有以下几点：①人体的机能非常神奇，当嗜铬细胞瘤患者血压升高的时候，人体会通过分泌其他激素或者神经调节来负反馈抑制血压升高，使血压降低，从而达到一个平衡。就像一个家庭内，如果孩子太活泼、甚至调皮，父母亲就会想方设法调教，让他安静、本分，但有的时候因为没能把握好火候，反而让孩子变得沉默寡言、孤僻。②嗜铬细胞瘤可分泌大量儿茶酚胺，引起血管强烈收缩，使微血管管壁因缺氧而通透性增高，血浆渗出，导致血液容量下降、血压降低。③嗜铬细胞瘤瘤体生长太快，瘤体因供血不足致坏死、出血，从而使儿茶酚胺分泌突然减少或停止，使血管突然由紧缩状态而转变为扩张，使有效血液容量不足、血压降低，这种不足是一种相对不足，血液本身的量并没有减少，但容纳血液的血管变大了，自然而然血液对血管壁的压力就降低了。④由于长期的高血压及大量的儿茶酚胺对心肌造成了损害，导致心脏的泵血功能受损，心脏功能低下，血压必然降低。高血压与低血压交替发作是嗜铬细胞瘤危象的一种类型，血压犹如潮水般在短时间内有频繁而大幅度的波动，这样容易引起脑血管意外、急性心功能衰竭、休克、心肌梗死等严重并发症，如果不及时处理常导致死亡。

有10%～50%的嗜铬细胞瘤患者可出现体位性低血压。体位性低血压又叫直立性虚脱，是由于体位的改变，如从平卧位突然转为直立位，或长时间站立时，发生的脑供血不足而引起的低血压。主要表现是突然变为直立体位时血压偏低，还可伴有站立不稳，视力模糊，头晕目眩，软弱无力，大小便失禁等症状，严重时会发生晕厥。嗜铬细胞瘤患者发生体位性低血压的原因主要是血容量的减少。

总而言之，对于嗜铬细胞瘤患者来说，在重视高血压的同时，也不能忽视低血压的存在，尤其是那种高血压和低血压交替发作的患者更应该采取积极有效的治疗，防止严重并发症的发生。同样，嗜铬细胞瘤患者在起床、大小便起身等改变体位的情况下，切记动作不要太快，而应该借助身边的物件支撑自己慢慢起身，如果有人搀扶则更好，防止体位性低血压的出现。

 30

嗜铬细胞瘤患者为什么会合并糖尿病?

　　人体血糖浓度依靠胰岛分泌的胰高血糖素（能够升高血糖）和胰岛素（能够降低血糖）来进行双向调节。人体会根据当时的血糖水平，使胰岛细胞自动分泌相应的激素来调节血糖至正常水平范围。

　　嗜铬细胞瘤患者的瘤体细胞分泌过量儿茶酚胺，过量儿茶酚胺会引起体内细胞的糖原（细胞内糖的储存形式）大量分解，导致血糖来源过度增加。过量儿茶酚胺同时会抑制胰岛细胞分泌胰岛素，并诱导胰高血糖素的分泌，使得体内血糖的双向调节受到干扰，血糖无法恢复至正常水平。其次，患者体内过量的儿茶酚胺还能促进垂体TSH（促甲状腺激素）及ACTH（促肾上腺皮质激素）的分泌增加，使甲状腺素和肾上腺皮质激素的分泌量增加，导致患者的基础代谢率增高，体内脂肪分解加速，促进血糖升高。

　　一般来说，血糖升高是糖尿病的基本表现，病因是胰岛 β 细胞分泌胰岛素不足，而任何引起胰岛素量进一步不足的因素（包括感染、手术、饮食失调等）都是构成糖尿病及酮症酸中毒的诱因。在临床上，酮症酸中毒是一种急症，患者的基本病理生理表现为机体的失水和低盐。失水会导致呼吸、循环中枢抑制，低盐则导致患者心律失常或者心搏停止。

　　嗜铬细胞瘤手术时常因麻醉诱导及手术挤压肿瘤引起患者

术中发生高血压危象和心律失常。尤其是在肿瘤摘除的瞬间，血压的变化最为重要。此时，纠正血容量不足可以预防术后低血压的发生。如果伴有血糖升高的嗜铬细胞瘤患者在术前不控制高血糖，将会加大手术时的风险。当患者的嗜铬细胞瘤切除后，许多内源性和外源性的因素都会引起血糖浓度改变。

值得注意的是，嗜铬细胞瘤手术后2~4.5h，患者可能会发生致命的低血糖反应。这主要是因为伴随着嗜铬细胞瘤的切除，原来被抑制的胰岛素大量释放，引起低血糖。

嗜铬细胞瘤患者在手术前儿茶酚胺分泌量越多，胰岛β细胞受抑制越严重，术后患者产生低血糖的程度和发生概率亦越高。患者手术后的低血糖表现主要是近期的效应，一般低血糖表现在术后的几天以后便不会再次发生。

总之，嗜铬细胞瘤患者术后去除了体内多余的儿茶酚胺的内分泌干扰，使得胰高血糖素和胰岛素能够再次和谐地工作，二者的双向调节机制慢慢恢复正常，患者的血糖也往往能往好的方面发展。

31

孕妇得了嗜铬细胞瘤更加凶险吗?

嗜铬细胞瘤是源于肾上腺髓质的一种引起高血压的少见肿瘤,而妊娠合并嗜铬细胞瘤则更加少见,大约50 000个足月妊娠中有1例发生。妊娠合并嗜铬细胞瘤虽少见,但这个病容易与比较常见的妊娠期高血压综合征(妊高征)、子痫等疾病混淆而发生误诊,严重影响孕妇及胎儿的生命安全,甚至可能会带来灾难性的后果。据统计,未得到及时诊治的妊娠合并嗜铬细胞瘤孕产妇和胎儿的死亡率为40%~50%,相反,早期诊断并采取积极适当治疗的孕产妇及胎儿死亡率分别下降到5%及15%,因此从妊娠高血压中及时识别嗜铬细胞瘤非常重要。

诊断妊娠合并嗜铬细胞瘤需通过临床表现、影像学及实验室检查作出判断。孕妇体内内分泌系统紊乱、各激素间的相互作用导致这个病的临床表现也有特殊之处,与非妊娠患者不完全相同。大多数患者并没有阵发性高血压、头痛、出汗、心悸等典型的嗜铬细胞瘤症状,即使有上述症状也比非妊娠者轻;一部分有症状者妊娠晚期可发生威胁生命的嗜铬细胞瘤危象;绝大多数患者在分娩前有症状,但基本不能确诊。比如与妊娠有关的恶心、高血压等与嗜铬细胞瘤症状体征相似,容易忽视肿瘤的诊断,所以,我们应对怀孕期间有高血压表现者进行详细的病史询问及体格检查。

研究表明,有下列症状和体征者应高度怀疑妊娠合并嗜铬细胞瘤：①阵发性高血压；②妊娠高血压一般在孕20周后迅速加重，常伴踝部水肿、蛋白尿及尿酸升高，而嗜铬细胞瘤在任何阶段均可加重，不伴上述表现；③妊娠高血压时出现不明原因的体位性低血压；④咖啡牛奶色斑，皮肤色斑及皮肤纤维瘤。影像学检查要慎重进行，因为CT检查是具有辐射暴露的，不适合孕妇采用，所以首选磁共振扫描（MRI）检查。实验室检查依赖血或24h尿儿茶酚胺或24h尿儿茶酚胺代谢产物甲氧基肾上腺素水平，其具有非常高的敏感性和阴性预测值，结果可以确诊或排除嗜铬细胞瘤。

在确诊妊娠合并嗜铬细胞瘤后，医生会给患者制定合理安全的有效措施。依靠降血压药物长期控制嗜铬细胞瘤导致的高血压是困难的，应该首选手术切除肿瘤治疗。手术时机的选择很重要，应充分考虑母体与胎儿的安全，做到两全其美。研究显示，妊娠患者切除肿瘤的最佳时间在怀孕24周前或分娩以后。妊娠早期易发生流产，晚期因孕妇脏器发生移位，解剖关系难以辨认，增加了手术难度且易致胎儿宫内窘迫，中期是外科切除肿瘤的最佳时机。妊娠24周后诊断的嗜铬细胞瘤，可以使用药物治疗直到胎儿成熟，行剖宫产时可以同时切除肿瘤，也可在分娩后再切除。

目前还没有确切的资料推荐妊娠合并嗜铬细胞瘤患者的最佳分娩方式，现有资料表明顺产比剖宫产孕产妇死亡率高，即使经药物控制非常好的患者，经阴道分娩风险也很大，因此分娩方式首选剖宫产术。在妊娠24周前经外科切除肿瘤的患者，可经阴道分娩。

总之，虽然妊娠合并嗜铬细胞瘤比较凶险，但随着医疗技术的提升，早诊断，早治疗，坚信母子均能顺利渡过难关，迎来喜上眉梢的那一刻！

32

只有小部分嗜铬细胞瘤会恶变吗?

如今,人们"谈癌色变",当你被诊断患有嗜铬细胞瘤的时候,可能首先会想知道是良性肿瘤还是恶性肿瘤。事实上,嗜铬细胞瘤绝大部分为良性,但有小部分的嗜铬细胞瘤可发生恶变。除了恶性嗜铬细胞瘤外,嗜铬细胞瘤还有多发性内分泌腺瘤综合征、家族性嗜铬细胞瘤、异位嗜铬细胞瘤、无功能嗜铬细胞瘤等特殊类型。

虽然嗜铬细胞瘤这个疾病名称中没有"癌"字,但是你也不能因此而小看他、忽视它,因为嗜铬细胞瘤有良恶性之分。研究表明,嗜铬细胞瘤绝大部分为良性肿瘤,通过手术切除肿瘤瘤体后可得到治愈,而有10%左右的嗜铬细胞瘤可能发生恶变。

"恶性"是肿瘤患者、家属和医生最不愿意听到的字眼,它表明肿瘤预后不好、病死率高。那什么样的嗜铬细胞瘤是恶性嗜铬细胞瘤呢? 如果嗜铬细胞瘤最先起源于肾上腺髓质的嗜铬细胞(也就是说嗜铬细胞瘤的原发部位是肾上腺),然后在远离肾上腺之外的非嗜铬组织区域(如骨头、淋巴结、肝脏、肺脏等处)也转移出现了嗜铬细胞,则认为这种嗜铬细胞瘤发生了恶性变化,称为恶性嗜铬细胞瘤。大多数肿瘤的良恶性是依据肿瘤细胞对周围组织器官的浸润(侵犯)和肿瘤细胞的分化(发育)程度来判断,具体地讲,人体内的空间有限,有些组织器官之间也相互接触,良性肿瘤随着体积的增大,对周围的组织器官主要是压迫，而且它的细胞"发育"得比较好，跟正常细胞比较接近。而当肿瘤细胞侵犯周围组织器官时，则表明肿瘤为恶性，而肿瘤细胞"发育"越差，则表明肿瘤的恶性程度越高。但是，嗜铬细胞瘤瘤体的局部浸润和瘤细胞的分化程度都不能用于区分嗜铬细胞瘤的良恶性，远处转移是确诊恶性嗜铬细胞瘤的唯一指标。

临床上，恶性嗜铬细胞瘤患者可表现为持续性或者阵发性高血压、头痛、心悸、多汗等嗜铬细胞瘤的典型症状，部分患者也可无症状。恶性嗜铬细胞瘤的瘤体较大，当它转移到全身各处的骨头时，可出现骨痛；转移到肝脏上面，可出现腹痛；转移到肺脏，可出现呼吸困难。既然一般的方法不能确定嗜铬细胞瘤的良恶性，那如何确定嗜铬细胞瘤是否转移到身体的其他地方呢？我们可以行全身的影像学检查，比如^{18}F-FDG PET/CT全身扫描，从而确定是否有嗜铬细胞瘤的局部或者远处转移。

如果明确了恶性嗜铬细胞瘤的诊断，那么应首先考虑手术切除，手术治疗的主要目的是根除肾上腺的原发肿瘤以及切除局部和远处的转移病灶。但是，由于恶性嗜铬细胞瘤容易发生远处转移以及复发，所以外科切除手术难以将其治愈。对于恶性嗜铬细胞瘤而言，临床上常采用手术与放疗、化疗、分子靶向治疗的联合治疗方案，以改善患者的预后情况。

33

嗜铬细胞瘤的临床症状有哪些?

提到嗜铬细胞瘤，首先想到的就是异常升高、口服常规降压药物难以控制的高血压。其实，嗜铬细胞瘤并没有这么"单纯"，嗜铬细胞瘤患者的临床表现也远没有这么"单一"。除了高血压之外，嗜铬细胞瘤患者还可以表现出高血糖、胸痛、腹痛、便秘、低血压、低血钾、高血钙、消瘦等症状。因此，如果你出现了上述多个症状，而用常见的疾病难以解释时，就需要考虑是否有患有嗜铬细胞瘤。

嗜铬细胞瘤之所以表现出全身症状和体征，是因为嗜铬细胞瘤的瘤细胞可以将儿茶酚胺类激素及其他激素分泌到血液中，然后，激素就随着血液循环到达全身各处的器官、组织、细胞，并发挥它们的作用，从而导致多系统、多部位发生种类多样的一系列临床症状和体征。

除了高血压之外，我们常说嗜铬细胞瘤有一个典型的"三联征"——头痛、心悸、多汗，50%以上的嗜铬细胞瘤患者有这些典型的症状，而阵发性高血压患者中比例更高，达到75%。患者常常还伴有面色苍白、震颤、恶心、疲乏、胸闷、焦虑等症状，阵发性高血压发作结束后，还可出现迷走神经兴奋症状，如面色潮红、全身发热、瞳孔缩小等。

嗜铬细胞瘤患者的血压开始阵发性升高时常伴有心跳加快、变乱（心动过速及心律失常），有的人也会出现心跳变慢（心动过缓）。发作的频率一般在15～30分钟，也有极少数发作数小时者，但发作的频率会随着疾病的发展逐渐增加，可由1年1～2次到1天内数次。发作结束后血压常会恢复正常，有些还会出现低血压甚至休克，致使患者感到极度疲劳和虚弱。

儿茶酚胺可影响冠状动脉（心脏的供血血管）的收缩，导致心肌缺血，而当嗜铬细胞瘤产生大量儿茶酚胺时，可使冠状动脉持续性收缩，导致心肌梗死，也就是我们常说的"心梗"。大量的儿茶酚胺也可使心肌细胞遭受损害，导致儿茶酚胺性心脏病，从而出现心律失常。长期、持续的高血压使心脏的负荷增大，为了将血液泵向全身各处，心脏必须特别"卖力"地收缩，心肌细胞越来越"粗壮"，长此以往，致使左心室壁肥厚、心脏扩大，逐渐不堪重负，最后甚至出现心脏功能衰竭（心衰）。

源于嗜铬细胞瘤的儿茶酚胺增多症可导致多种代谢异常。如肾上腺素可使糖原分解成葡萄糖的速度加快，同时可抑制胰岛素（分解代谢葡萄糖的激素）的分泌，从而使患者血中葡萄糖的浓度升高，耐受葡萄糖的能力减弱，甚至导致糖尿病的发生。儿茶酚胺可以使患者的代谢活跃，基础代谢率增高，也就是说在同样休息的情况下，嗜铬细胞瘤患者消耗的能量要比正常人多，这样就导致患者发热（产热增加）、消瘦。嗜铬细胞瘤除了分泌儿茶酚胺类激素之外，还可分泌甲状旁腺激素相关肽类物质，可致使少数患者出现高钙血症。

如果患有嗜铬细胞瘤，出现了消化不良、腹胀、便秘等消化道症状时，不要奇怪，这是因为嗜铬细胞瘤产生的儿茶酚胺可以使肠道的蠕动和张力减弱，导致消化道消化食物、排出粪便的能力降低。由于胃肠壁的供血动脉增殖或闭塞，可进一步发生胃肠壁的缺血、坏死和溃疡，有的患者甚至出现胃肠壁的穿孔，也就是胃肠壁破了一个洞，这样食物、消化液、粪便就进入腹腔，导致腹膜炎症，出现剧烈腹痛、恶心、呕吐等症状。胆囊结石有时也会出现在嗜铬细胞瘤患者身上。

其实，除了分泌儿茶酚胺类激素之外，嗜铬细胞瘤还可以分泌其他的激素，从而产生不同的效应，导致多种多样的临床表现，而这种能分泌两种以上激素的嗜铬细胞瘤则被称为多内分泌功能性嗜铬细胞瘤，它是嗜铬细胞瘤的一种特殊类型。多内分泌功能性嗜铬细胞瘤患者的临床表现及体征会因为肿瘤细胞分泌激素的不同而有明显差异，也就是说激素比例的不同会导致临床表现和体征的不同，哪种激素越多，它所表现出来的效应就越强，与它相关的临床表现就越明显。分泌过多的促肾上腺皮质激素（ACTH），可产生库欣综合征；分泌过多的生长激素，可导致肢端肥大症；分泌过多的促红细胞生成素，可导致红细胞增多症；分泌过多的血管活性肠肽，可导致腹泻及低血钾；分泌过多的甲状旁腺激素，可导致高钙血症；分泌过多的降钙素，可引起低钙血症等。临床上，多内分泌功能性嗜铬细胞瘤并不多见，而以合并分泌ACTH表现为库欣综合征者占大多数。此外，嗜铬细胞瘤患者还可有血尿、肾功能衰竭、腰痛、白细胞升高等症状（如表3）。

表3　嗜铬细胞瘤症状或体征及其出现频率

症状或体征	频率	症状或体征	频率
心悸	62%~74%	腹痛/胸痛	20%~50%
多汗	61%~72%	恶心/呕吐	23%~43%
头痛	61%~69%	疲乏	15%~40%
头痛/心悸/多汗	40%~48%	紧张焦虑	20%~40%
面色苍白/面红	35%~70%	肢端发凉	23%~40%
体重下降	23%~70%	胸闷	11%~39%
头晕	42%~66%	震颤	13%~38%
高血糖	42%~58%	发热	13%~28%
便秘	18%~50%	视物模糊	11%~22%

也有一部分嗜铬细胞瘤无内分泌功能，不能分泌儿茶酚胺类激素，从而未表现出临床症状，这种肿瘤被称为无功能嗜铬细胞瘤，也是嗜铬细胞瘤的一种特殊类型。这部分嗜铬细胞瘤患者血压不高，血、尿的生化检验结果也无异常，往往是在健康体检时，或者因其他疾病死亡后做尸检的时候，或者因嗜铬细胞瘤体积增大而导致出现局部症状时才发现。

34

不是尿路疾病，医生为什么要收集尿液标本诊断嗜铬细胞瘤？

有时候患者会问：我的肾上腺长了个瘤子，又不是肾脏、膀胱、输尿管有问题，为什么要收集尿液做检查？诊断嗜铬细胞瘤与尿液检查之间有什么关系呢？

肾上腺是我们身体重要的内分泌器官，因此，内分泌科及泌尿外科医生较为关注。内分泌科医生一旦诊断肾上腺内有肿瘤，往往由泌尿外科医生来施行手术。这个腺体不仅分泌经典的甾体激素和儿茶酚胺，而且分泌多种神经肽类物质，在机体的蛋白质代谢、糖代谢和水盐平衡及心血管方面都起着重要的作用。肾上腺为腹膜后内分泌器官，位于肾周脂肪内、肾的前上方和内侧面，其分泌的激素类物质影响我们全身各个器官系统，血供丰富而精巧，手术技巧要求较高。人们可能会问，既然肾上腺分泌儿茶酚胺类物质，那可以通过什么方法进行检测？

说到儿茶酚胺类物质的检测，我们就必须提到儿茶酚胺的代谢。儿茶酚胺通过儿茶酚-O-甲基转移酶或单胺氧化酶降解，由两种酶中的任意一种启动降解过程，通常将尿儿茶酚胺及其代谢产物的测定作为特异性检查，肾上腺素和去甲肾上腺素在代谢过程中先降解为变肾上腺素类，尿中的终极产物是VMA（香草基杏仁酸），中间代谢产物由甲氧基肾上腺素、去甲氧基肾上腺素及其衍生物组成。尿液的化学测定主要有24h尿CA（儿茶酚胺）、24h尿分馏的MNs（甲氧基肾上腺素类物质）、24h尿总MNs以及

24h尿VMA四种方法，每种方法敏感性及特异性都不同，分别适用不同的情况。24h尿儿茶酚胺仍是目前定性诊断的主要生化检查手段，结果阴性而临床高度可疑者建议重复多次和（或）高血压发作时留尿测定。24h尿分馏的MNs特异性高达98%，但敏感性略低，约69%。24h尿VMA（可选）敏感性仅46%~67%，假阴性率41%，但特异性高达95%，适于低危人群的筛查，也是最为常用的特异性筛选实验。

因为肿瘤分泌释放肾上腺素可为阵发性并且可被多种酶水解为其代谢产物，所以当儿茶酚胺类物质的测定水平为正常时，而其游离的甲氧基肾上腺类物质（MNs）水平可升高，检测MNs能明显提高嗜铬细胞瘤的诊断敏感性及降低假阴性率，这也是目前比较好的检测方式。直接测血儿茶酚胺受很多因素的影响，而通过实验室测定尿游离儿茶酚胺及其代谢产物（比如VMA）一直是传统诊断嗜铬细胞瘤的重要方法。虽然尿液中儿茶酚胺类物质含量极低，多种药物（可乐定、左旋多巴、拉贝洛尔、红霉素等）会影响尿中儿茶酚胺或其分解物的水平，同时易受到样本氧化和降解代谢的干扰，其升高不仅仅见于嗜铬细胞瘤，一些神经母细胞瘤、脑梗死、重症肌无力、心肌梗死等患者的尿儿茶酚胺也有可能升高。但因为收集尿液简单方便，患者更容易接受，而且特异性很高，较为敏感可靠，可以短期内反映儿茶酚胺分泌，对分泌肾上腺素占优势者诊断价值更高，所以容易在各级医院得到推广。

患者在检查前要注意停服阿司匹林、吗啡、利血平等药物，避免食用香蕉、茶、咖啡等香草类食物，注意保持心情轻松，消除紧张焦虑的情绪。对于大多数患者而言，测定尿中儿茶酚胺和甲氧基肾上腺素类物质及其代谢产物就可以了，24h尿儿茶酚胺检测仍然是目前定性诊断的主要生化检查手段，其一旦呈阳性，特异性可达到80%，也是国内泌尿外科医生常规选择的定性诊断方案，也适用于低危险人群的筛查。因此，医生往往需要收集尿液对嗜铬细胞瘤进行定性诊断。

35

除了血液和尿液外，还有哪些方法用于确诊肾上腺嗜铬细胞瘤？

到了医院检查，又要验血、又要验尿。这时，您也许会问，究竟血和尿里有哪些成分与嗜铬细胞瘤有关，哪个诊断更准确，可不可以只测其中一种？

医学是讲究科学证据的，治疗之前都要先诊断明确，才能对症下药，从而起到事半功倍的效果。由于嗜铬细胞瘤在临床诊断中具有很高的隐蔽性与迷惑性，肾上腺其他疾病很容易与嗜铬细胞瘤相混淆。

定性诊断嗜铬细胞瘤是建立在血、尿儿茶酚胺及其代谢产物测定基础之上，95%～99%的嗜铬细胞瘤患者血中或尿中儿茶酚胺水平会升高。儿茶酚胺在血中消除迅速，血浆半衰期不足20s，通过血液检测嗜铬细胞瘤主要有血浆MNs[甲氧基肾上腺类物质，包括甲氧基肾上腺素（MN）和去甲氧基肾上腺素（NMN）]、血浆CA两大方法。通过尿液检测嗜铬细胞瘤主要有24h尿CA、24h尿分馏的MNs、24h尿总MNs以及24h尿VMA四种方法。多种食物和药物都可以影响尿中儿茶酚胺或其分解产物的水平，标本采集前有一些注意事项（如表4）。血浆儿茶酚胺对应激、活动、失血和其他刺激高度敏感，因此，血液学和尿液学检查都有一定的假阳性率或假阴性率，联合起来检查能够提高诊断的准确率。生化检查的特异性和敏感性如表5。

表4　标本采集前的注意事项

至少停用拉贝洛尔一周
停用三环类抗抑郁药物两周以上
停用L-多巴或甲基多巴
停用血管扩张剂
停用苯二氮卓类镇静剂
停用对乙酰氨基酚48小时以上
标本采集前4小时内避免咖啡因，酒精和烟草

表5　生化检查的特异性和敏感性

生化检查指标	敏感度/%		特异性/%	
	遗传	自发	遗传	自发
血浆游离甲氧基肾上腺素（血浆MNs）	97	99	96	82
血浆儿茶酚胺（血浆CA）	69	92	89	72
尿分馏的甲氧基肾上腺素（尿分馏MNs）	96	97	82	45
尿儿茶酚胺（尿CA）	79	91	96	75
尿总甲氧基肾上腺类物质（尿总MNs）	60	88	97	89
尿香草基杏仁酸（尿VMA）	46	77	99	86

　　因为肾上腺分泌的儿茶酚胺类物质在肿瘤细胞内的代谢呈持续性，但其中间产物MNs以"渗漏"形式持续释放入血，所以测量其中间产物敏感性更高。此外，有一种特殊的情况，因为儿茶酚胺类物质是肾上腺髓质分泌的，与肾上腺皮质相比，肾上腺髓质病变所占的比例仅为10%，有时候皮质的肿瘤会侵犯到髓质，造成皮髓混合病变，这时实验室检查结果可能会变得有争论，鉴别诊断就尤为重要。但血浆游离MNs和尿分馏的MNs大于等于正常值的4倍以上，基本就可以诊断为嗜铬细胞瘤。

　　近年来，应用敏感及特异性放射酶分析法开展血MNs单独测定虽然实验条件要求高，价格较昂贵，但血浆游离MNs阴性者几乎能排除肾上腺嗜铬细胞瘤，假阴性所占比例在2%以下，血液化验对诊断的敏感性更高，达到了97%~99%，是目前诊断嗜铬细胞瘤最敏感的方法，值得推广。对需要筛查和监测的高危人群来讲，血液的检查往往是一项比较好的选择。血浆CA值在本病持续或阵发性发作时明显高于正常，仅能反映取血样即时的血CA水平，故其诊断价值不比发作期24h尿中CA水平测定更有意义，但是若在阵发性发作期间血浆CA正常则极不支持嗜铬细胞瘤诊断。对于临床疑诊但生化检查结果处于临界或灰区者，应该标准化取样的条件，并联合血、尿检测提高准确率。

罕见情况下，血浆和尿中儿茶酚胺及其代谢产物并无升高，尤其在患者血压正常时。这时药物试验就派上用场了。常见的药物试验有两大类。第一类是α肾上腺素能受体阻滞剂，如可乐定或酚妥拉明，用于持续性高血压或阵发性高血压患者发作。可乐定代替酚妥拉明作抑制试验效果更好。在口服可乐定后，非嗜铬细胞瘤高血压患者的儿茶酚胺被抑制而下降，但嗜铬细胞瘤患者的肿瘤自主性儿茶酚胺的分泌不能被抑制，因而血儿茶酚胺水平无改变。第二类是药物激发试验，主要用于血压正常的患者。常用的有组胺和胰高血糖素试验，胰高血糖素可兴奋肾上腺髓质嗜铬细胞瘤释放儿茶酚胺，引起高血压，而对正常人及原发性高血压患者无此反应，它的副作用较组胺激发试验小，较为安全。此外，如果高度怀疑，则建议行[131]I标记的MIBG（间碘苄胍）显像扫描、MRI或在血压高时重复采样测定进行综合判断，目的在于发现隐匿肿瘤。

因为嗜铬细胞瘤在高血压患者中的发病率并不非常高，而且有些嗜铬细胞瘤患者并没有高血压，所以没必要对每一位高血压患者均进行筛查。如有以下情况则应推荐进行诊断性检查：①有类似嗜铬细胞瘤的典型的发作性症状；②对常规降压药反应不好的高血压；③顽固性高血压或在运动、手术诱导麻醉、插管、牵拉腹部脏器、分娩或应用造影剂时引起发作性高血压；④家族成员有嗜铬细胞瘤或有家族性多发性内分泌肿瘤综合征；⑤体位性低血压或血压易变不稳定；⑥特发性扩张性心肌病；⑦影像学检查发现肾上腺意外瘤；⑧VHL病或多发性内分泌腺瘤病（MEN）相关发现（视网膜血管瘤、甲状腺肿大、黏膜神经元瘤）。

　　本病的及时诊断具有重要临床意义，因此，我们一定要接受医生的建议，进行综合检查来确诊嗜铬细胞瘤，及时进行治疗。

36

B超、CT、MRI作为肾上腺嗜铬细胞瘤的检查技术，应该选择哪种好？

说起肾上腺嗜铬细胞瘤，有些患者可能还会关心：除了常规的抽血、验尿等检查外，是否还需进行其他检查？我们常见的CT和MRI，哪个检查会更好，彩超检查会便宜点，能不能只做彩超检查？

如果说生化检查是定性检查的话，那么我们常规的影像学检查就是定位检查，有助于我们发现肿瘤的部位及与其他脏器的邻近关系，对下一步的手术具有指导意义。

常规的影像学检查，包括形态学检查和功能学检查。形态学检查（B超、CT和MRI）总体来说较为敏感，但特异性低，即使在肾上腺发现了肿瘤，也不能很好确立肿瘤的性质。除了解剖影像学定位外，功能性检查（间碘苄胍显像、生长抑素受体显像及PET显像）则较为特异，适用于确诊定位并利于鉴别诊断，对检测多发或转移病灶特异性较高。由于在正常人群中有2%的意外肿瘤发现，所以影像学检查仅在生化证实后进行。B超可以检出肾上腺内直径大于2cm的肿瘤，过小或肾上腺外一些特殊部位的肿瘤（如颈部、胸腔内等）则不能显示，敏感性也是最低的，但具有价格便宜、无创、简便易行的优点，可作为初筛检查，特别是颈部嗜铬细胞瘤可疑者及婴幼儿、孕妇等，但是一般不用于定位。在超声检查中，一般瘤体有包膜，边缘回声增强，内部为低回声均质，如果肿瘤较大，生长快时内部有出血、坏死或囊性变。有一种特殊情况，儿茶酚胺诱导型心肌病是一种公认的特殊疾病，可导致心脏泵血功能整体衰退，因此，所有的嗜铬细胞瘤患者术前都应该使用超声心动图和放射性核素扫描来对心脏进行评估。

对于怀疑嗜铬细胞瘤的患者，如果B超检查阴性，可以进行CT检查。CT和MRI是嗜铬细胞瘤解剖影像学定位的首选检查，目前没有任何证据表明何者更优。CT薄层平扫+增强扫描具有价格适中、敏感性高、扫描时间短的优点。对CT造影剂过敏及需避免及限制辐射量的妊娠女性可使用MRI检查。就肾上腺嗜铬细胞瘤而言，CT检测精确度超过90%，嗜铬细胞瘤在CT上多表现为类圆形肿块，密度不均匀，出血区或钙化灶呈高密度，增强扫描时肿瘤实质明显强化，推荐作为首选的检查方案，但CT无助于嗜铬细胞瘤与其他肾上腺肿瘤的鉴别诊断和恶性度预测。对于肾上腺嗜铬细胞瘤，如腹腔内小而分散的肿瘤不易与肠腔的内容物相区分，有可能漏诊。但MRI对肾上腺外肿瘤有明显优势，尤其是矢状面和冠状面成像有利于观察肿瘤与周围器官与血管的解剖关系，并可以实现三维成像。

在功能定位诊断方面，常用的有MIBG显像、生长抑素受体显像、PET显像。应用^{18}F-FDG PET/CT对肿瘤病灶进行评估，可区分肿瘤的良恶性，PET/CT全身显像有利于发现转移病灶。对于肾上腺外嗜铬细胞瘤的诊断，PET/CT不论是灵敏度或特异性均优于CT，核素成像最大的优势是适合全身扫描，特别是肾上腺外的肿瘤病灶和转移灶的检出，^{18}F-FDG-PET优于MIBG，敏感性和特异性达100%。然而，这些高级的显像检查技术不是常规的检查项目，检查费用也比较昂贵，做与不做应根据临床诊疗的需要来选择。

37

确诊了嗜铬细胞瘤一定要做手术吗?

确诊了嗜铬细胞瘤就一定要做手术吗?有时候大家对手术很忌讳,认为做手术就是一件天大的事情,而且一听到医生说手术风险比较大,很多患者会问:手术能不能成功?术后会不会复发?可否不做手术,通过吃药来解决问题?但是以目前的医疗水平来讲,手术切除是治疗肾上腺嗜铬细胞瘤最有效的办法。

手术方式分两种,一种是传统开放手术,一种是腹腔镜手术,应根据病情、肿瘤的大小、部位及与周围血管的关系和术者的经验合理选择。以往对于肾上腺手术往往采用传统的开刀来解决,术后身体表面留下一道十几厘米的疤痕,影响了术侧肢体的功能及美观,给患者带来了心理负担。嗜铬细胞瘤手术一直以来在泌尿外科都被认为是较困难、风险大的手术。传统开放手术往往会因肾上腺位置高而深,容易出现损伤胸膜、手术视野显露不好和手术难度大等问题。早期由于诊断技术的落后,手术多以剖腹探查为主,诊断错误及手术失败者居多。随着腹腔镜技术的发展,对大多数嗜铬细胞瘤都可行微创腹腔镜手术切除肾上腺肿瘤。后腹腔镜下肾上腺手术由于对腹腔干扰小,术后胃肠道功能恢复快,手术入路接近开放入路等优点,受到泌尿外科专科医师的推崇,已经成为许多医院的常规手术方式。有资料表明,腹腔镜手术的肺部并发症、伤口并发症和感染的发生率明显少于开放手术。一般认为肿瘤直径6cm是多数泌尿外科医师所接受腹腔镜手术的上限,随着技术成熟，当前外科医师已经突破此限制了，通过在身体上打几个洞就可以完成手术，伤口较美观。

对于肿瘤巨大、怀疑恶性、肾上腺外嗜铬细胞瘤、多发需探查者仍需采用开放性手术治疗。腹主动脉主干及肠系膜上动脉区上面有丰富的副神经节嗜铬体，为肿瘤的好发部位，是探查的主要区域。对来自胸腔、纵隔或膀胱的嗜铬细胞瘤，分离有困难者可行包膜内剔除。膀胱嗜铬细胞瘤有恶性倾向，推荐根据肿瘤部位和大小行膀胱部分或全膀胱切除术。

手术过程中可能出现的、比较大的并发症是高血压危象，一般都可以用硝普钠或酚妥拉明来控制。在以往临床工作中，我们通过测血儿茶酚胺及儿茶酚胺24h尿代谢水平证实了某位患者嗜铬细胞瘤诊断，但是CT上发现肾上腺及肾周围浸润性异常让人怀疑，最后行腹腔镜切除右侧肾上腺及肾周围软组织活检，发现是嗜铬细胞瘤并棕色脂肪形成。因此，手术对可疑病例确诊也是无法用其他方式来代替的。对于有高血压的嗜铬细胞瘤患者，在术后仍约有50%的患者持续存在高血压，而且嗜铬细胞瘤有一定的复发率，特别是对于副神经节瘤和家族性的患者更易复发。

对恶性嗜铬细胞瘤患者，手术切除原发及转移病灶也是主要的治疗手段。虽然通过手术治疗有时无法治愈，但通过手术切掉肿瘤也有利于术后放化疗及核素治疗。对于不能手术或者恶性肿瘤扩散的患者，可以长期药物治疗，但恶性副神经节瘤及嗜铬细胞瘤不可治愈，5年的生存率约50%，肝肺转移者较骨转移者的预后要更差。多数肿瘤生长较慢，应用肾上腺素能受体阻滞剂及相关药物治疗可有效抑制儿茶酚胺的合成。嗜铬细胞瘤的预后与年龄、良恶性、有无家族史及治疗早晚等有关，复发率为6.5%～17%，复发者恶性率约为50%，家族性、肾上腺外及右侧者更易复发。所以，不管是良性和恶性，定期复查尤为重要，可以通过测定儿茶酚胺激素来评估疗效以及早发现是否复发。

38

如果嗜铬细胞瘤长期不治疗，会导致什么样的后果？

很多患者在体检的时候发现血压很高，通过多种降压药物治疗也没有达到明显的降压效果，这时医生可能就会跟你说，你可能得了肾上腺嗜铬细胞瘤，建议你再做一些检查来明确诊断。这时患者可能就纳闷了：自己平时并没有什么症状啊，就是血压高了一点而已，医生是不是吓人的？由于存在这种想法，很多患者拒绝进一步检查而耽误了治疗。我们应该知道，嗜铬细胞瘤不像其他疾病一样有特异性的临床表现，有时具有隐匿性。

典型嗜铬细胞瘤在平时并不是十分常见，高血压人群中由嗜铬细胞瘤作为诱发因素的仅占0.1%~0.6%。很多患者都是偶然发现患有嗜铬细胞瘤，比如在CT检查的时候发现肾上腺有一个小瘤子，通过进一步检查才得以确诊。嗜铬细胞瘤所引起的症状及体征，主要是由嗜铬细胞瘤分泌的肾上腺素、去甲肾上腺素和多巴胺释放至血液循环所引起。这些分泌的物质叫儿茶酚胺类物质，它是含有儿茶酚和胺基的神经类物质，主要参与机体心血管功能的调节，使患者常常在发病之初就表现出明显的心血管系统疾病症状，但是不同的肿瘤能够产生不同比例的儿茶酚胺类物质。

其次，肿瘤的大小也会影响儿茶酚胺的释放。较小的肿瘤对儿茶酚胺的束缚力差，大部分儿茶酚胺可以直接释放入血而引起明显的临床症状；较大的肿瘤尽管儿茶酚胺含量高，但对儿茶酚胺有较强的约束，绝大部分儿茶酚胺在肿瘤内直接代谢，只有相对很少的血管活性胺与大量无活性代谢产物混合分泌出来,部分患者的症状反而较轻。

此外,嗜铬细胞瘤还可分泌生长激素释放因子、生长抑素、甲状旁腺素相关肽等多种物质。在肾上腺组织,这些神经肽可能起神经递质和激素的作用,可以通过旁分泌和自分泌的方式调节肾上腺各种激素的释放,同时对肾上腺的生长有着营养作用。由于其机制比较复杂,嗜铬细胞瘤的临床症状是极其多样化的(如面色苍白、心动过速、腹痛或胸痛、体位性低血压、恶心、呕吐或食欲减退等),并没有绝对特异性的临床表现。

在嗜铬细胞瘤的系列研究报告中,高血压是迄今为止最一致的体征。由于患者的发病频率差异很大,从一年数次到一天多次都有,持续时间可以从几分钟到几小时不等,通常发作迅速,缓解较慢,症状出现后,随着时间推移,发作频率呈增加态势,而严重程度可能增加也可能不变。由于儿茶酚胺类物质可刺激胰岛α受体,使胰岛素分泌下降,作用于肝细胞的α受体、β受体及肌肉β受体,可使血糖升高或糖耐量下降,儿茶酚胺可引起基础代谢增高,血糖升高,脂肪分解加速,引起消瘦,这是嗜铬细胞瘤引起代谢紊乱的常见机制。因此,嗜铬细胞瘤合并糖尿病者,通过切除嗜铬细胞瘤,术后糖尿病可能被治愈。

据统计,通常嗜铬细胞瘤典型的症状(包括头痛、心悸、多汗)发生率为50%以上,但约有8%的患者无任何症状,此类患者多见于家族发病者或瘤体巨大的囊性嗜铬细胞瘤。此外,儿童的嗜铬细胞瘤临床表现与成人也有所不同。长期嗜铬细胞瘤患者,由于长期的小动脉收缩,皮肤罕有白净细腻者,皮肤多湿、涩,像是刚洗完澡一样。而有些代谢亢进的体征与甲状腺毒症的典型表现非常接近,导致在辨别出疾病的真正原因之前就错误地进行了甲状腺手术。因此,若怀疑患有嗜铬细胞瘤,进一步检查很有必要。即使症状不明显,我们也需要提高警惕。高血压在此类患者中的发生率超过90%，随着疾病进展，常规降压药对这类患者往往效果不佳，久而久之易对身体会造成严重损害，甚至引起心脏不可逆转的改变。有一些患者在就诊之前就已有症状多年，一旦发作，可能表现为惊厥、脑血管意外和昏迷，还有部分患者因颅内大量出血死亡。另外，在麻醉诱导或外科手术过程中突发严重高血压可能是潜在嗜铬细胞瘤的预兆。本病的检出具有重要临床意义，不仅是因为它引起的高血压可能被治愈，少数情况下肿瘤可以分泌大量的儿茶酚胺类物质引起剧烈的心血管症状，相当于体内的一个"定时炸弹"，若不及时诊断而贻误治疗，最终可能导致死亡。

39

为什么常规的降压药治不好嗜铬细胞瘤引起的高血压?

有一位花季少女,从小就饱受病痛的折磨。6年前,她出现阵发性多汗,发作时血压升高,血压140/100mmHg以上,父母带着她四处求医,采用多种降压药都治疗无果。经过内分泌科和泌尿外科多位专家会诊讨论,结合患者病史及间碘苄胍扫描结果,诊断她有嗜铬细胞瘤,随后转入泌尿外科进行手术治疗。前不久,她顺利地完成了腹腔镜下嗜铬细胞瘤切除术,肿瘤切除后,她的血压也恢复了正常。

以往提到高血压,大家都觉得是老年人的专属,实则不然。随着饮食结构、生活习惯、社会心理等因素的变化,青年高血压患者日趋增多,医生常把这类高血压叫作"青春型高血压"。当您身边的中青年朋友出现恶性高血压时,您是否会想到,在这些青春型高血压患者中,有一部分人,他们的高血压只是一种表象,"真凶"却是嗜铬细胞瘤。

我们之前已经提到,高血压可能是由于嗜铬细胞瘤引起的一种症状,但嗜铬细胞瘤有时并不只是表现为高血压,也有可能出现低血压和休克,需要警惕。嗜铬细胞瘤引起的高血压具有阵发性的特点,血压可以突然飙升至180/130mmHg以上,极易导致患者出现高血压危象。当出现危象时,患者会有恶心呕吐、抽搐、昏迷、视神经盘水肿等症状。继发性高血压同样会引起患者头痛,往往随着血压的升高头痛加剧,患者还伴随有心前区压榨痛、有强烈的濒死感。有一部分嗜铬细胞瘤患者没有临床表现，但在应激、创伤、感染诱因下可危及生命。肿瘤可间断释放出儿茶酚胺类物质造成血压急剧波动，常规的药物降压效果不理想。由于长期的血压异常波动，导致患者的血管弹性变差，血管壁受损，容易出现脑血管破裂，发生脑卒中而危及生命。

嗜铬细胞瘤与原发性高血压的发病机制不同。由于嗜铬细胞瘤长期释放大量的肾上腺激素，可引起小血管强烈收缩，产生显著的升压效果，常规的降压药无法有效控制嗜铬细胞瘤引起的高血压。目前最常用的口服药是非选择性α受体阻滞剂。使用时应根据血压情况调整剂量，单一药物血压及心率控制不满意者，可以联合用药。由于嗜铬细胞瘤导致的高血压是一种可治愈的继发性高血压病，多为良性内分泌肿瘤，可以通过手术治疗将"背后杀手""请"出体外，及时、早期获得诊断和治疗，控制血压就变得容易多了。

因此，如果高血压用药控制不好，一定要警惕是否患有嗜铬细胞瘤。

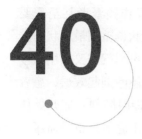

40 为什么嗜铬细胞瘤手术迟迟不能开始?

有些患者会问:已经确诊了嗜铬细胞瘤,医生说可以做手术,但等了一天又一天,只是吃药,并且定期复查监测,吃的药量越来越多,医生为啥还不动手术?

嗜铬细胞瘤相当于一颗定时炸弹,因为肿瘤具有内分泌活性,特别是在手术过程中,由于触碰肿瘤及瘤体切除后可以使其分泌大量的激素,血管活性物质进入血液循环,导致术中血压巨大波动,造成高血压危象(高血压并发的一种极其危急的症候),所以围手术期处理十分重要。所谓的围手术期,是指围绕手术的一个全过程,包含手术前、手术中及手术后的一段时间,具体是指从确定手术治疗时起,直到与这次手术有关的治疗基本结束为止,时间约在术前5~7天至术后7~12天。术前充分的准备是嗜铬细胞瘤手术成功的关键,主要是要阻断肿瘤大量分泌激素,减少手术风险。同时由于长期血管收缩,人体的血容量相对不足,术前还需要通过补充液体来扩充血容量,防止术后因嗜铬细胞瘤切除导致缩血管物质不足,继发低血压。联合运用α(代表性药物如酚苄明)和β(代表性药物如酒石酸美托洛尔)肾上腺能阻断剂是一种术前有效控制血压与防止术中出现高血压危象的治疗方案。α肾上腺能阻断剂应该在术前7~10天开始使用,以便使收缩的血管扩张,并鼓励高盐饮食。

因此,医生迟迟不开始手术,是为了进行充分术前药物准备。一般而言，术前准备的时间约2周，发作频繁者甚至需要4～6周。通过术前准备，把血压、心率和症状调整到最佳状态。有些患者血压高的同时，心率也很快，这时可能就需要加用减慢心率的药了，但这有个前提是当α肾上腺能阻断剂起效后，患者出现心慌或心率大于90次/分时，β肾上腺能阻断剂才能开始使用，因为单用β肾上腺能阻断剂可引起α肾上腺能兴奋，血压升高，可诱发心力衰竭。

如果术前未用常规药物阻断过量儿茶酚胺的分泌，围手术期死亡率较高。那么，怎么样才知道药物准备合适了呢？可以参考以下几点：①血压稳定在120/80mmHg左右，心率小于80次/分；②无阵发性血压升高、心悸、多汗等现象；③体重呈增加趋势，红细胞压积小于45%；④轻度鼻塞，四肢末端发凉感消失或有温暖感，甲床红润等表明微循环灌注良好。当符合以上4个临床症状时，就可以进行手术了。

在围手术期，我们要强调与麻醉科、ICU等多学科合作，才能更好地控制好术中的血压以及进行术后管理。有部分患者术后持续低血压，还需要麻醉医生穿刺中心静脉大血管来进行输液。麻醉时采用全麻，实时监测动脉血压和中心静脉压，必要时漂浮导管，血压过高时可静脉滴注硝普钠或酚妥拉明，积极扩容的同时注意防治心力衰竭。要保证手术的相对安全，必须要多学科合作，做好充分的术前准备以及术中预案。对于术后处理，应该密切观察血压变化，维持水电解质的平衡，注意肾上腺功能不全或肾上腺危象的发生。

肾上腺的血供丰富而精巧，但没有单独的、占支配地位的动脉，因此对于嗜铬细胞瘤患者，必要时手术前要做动脉CT血管造影（CTA）检查，了解血管的走行及与周围组织的关系。在肿瘤巨大且与大血管关系密切时，可采用腹部切口或胸腹联合切口，在显露良好的视野下直视操作，术中操作应轻柔，尽可能不挤压肿瘤。对于医生而言，应该和患者及其家属表明手术的风险极高，应充分做好术前准备之后才能做手术，而且要取得患者及家属的理解与配合，否则一味贪快，会导致严重的后果。而对于患者来说，也需要足够的耐心，积极配合医生做好生理准备，才能确保手术的成功。

41

肾上腺嗜铬细胞瘤除了手术外，还有没有其他治疗方法？

我们之前已经说到，嗜铬细胞瘤引起的高血压很难用常规的降压药物进行控制。一般在做好充分的术前准备后就应该进行手术治疗。嗜铬细胞瘤对化疗、放疗均不敏感，主要依靠彻底的手术切除，且手术效果很好，大部分患者术后血压都可以恢复正常，或者是平时用很多种降压药，术后只用一种就可以把血压控制在理想的范围。另外，此类肿瘤大部分为良性肿瘤，仅10%左右为恶性。

发生在肾上腺或任何部位的嗜铬细胞瘤及肾上腺髓质增生，最彻底的治疗手段是手术切除，这也是目前医疗界的共识。由于嗜铬细胞瘤引起血压忽高忽低，危险性很大。如果确诊了嗜铬细胞瘤就应及时进行手术治疗。单侧肾上腺嗜铬细胞瘤可行肿瘤侧肾上腺切除术。双侧肾上腺嗜铬细胞瘤，可行双侧肾上腺肿瘤切除术，或一侧肾上腺全切除，另一侧肿瘤较小的作次全切除术。肾上腺外的嗜铬细胞瘤可根据其生长的部位行探查和摘除术，在切除嗜铬细胞瘤后血压仍持续不降，应想到多发性肿瘤的可能。因此，在探查术中应仔细寻找，以免漏诊。近年来，射频消融也可作为手术替代方法治疗肾上腺转移癌及恶性嗜铬细胞瘤。但是值得注意的是，肾上腺受到热损伤之后可以释放大量的儿茶酚胺。行切除嗜铬细胞瘤术的患者术前应采用α受体阻滞药使血压下降，减轻心脏的负担，改善其他器官的功能，同时纠正血容量的不足，减少术后肺水肿等严重并发症的发生，这对保证手术的成功非常重要。但是，α受体阻滞药不宜作为长期用药。因为长期服用α受体阻滞药，部分患者无法耐受，会出现嗜睡、抑郁、消化道症状、锥体外系症状（如帕金森病）等副作用。对于恶性嗜铬细胞瘤，可能手术不是唯一的选择。由于恶性嗜铬细胞瘤可以在腹膜后复发或是转移到骨、肺、肝等部位，复发时间不等，可能是术后1年内，也可能是术后数十年，目前尚无足够的证据表明对于转移的嗜铬细胞瘤病灶，手术切除相比药物控制更能延长患者的存活或改善对症状的控制。大剂量[131]I-间碘苄胍用于无法手术或多发转移、MIBG或奥曲肽显像阳性者，能延长生存，缓解症状短期内效果良好，症状有效率75%，但长期疗效欠佳，2年内几乎100%有复发或转移。放射治疗虽然效果不好，但是对于控制骨转移有好处，也可联合环磷酰胺、长春新碱、氮烯唑胺等药物化疗，但是成功者很少。之前也提到，常规的药物替代治疗并不能取代手术在治疗嗜铬细胞瘤中的地位，它不能持久抑制肿瘤的内分泌功能。因此，及时手术治疗很有必要。

对于嗜铬细胞瘤患者，定期复查很关键。目前可以通过临床症状、生化指标以及CT扫描等指标来发现是否存在复发。对于高危的群体和遗传性儿茶酚胺增多症者，建议每年至少复查1次临床和生化指标。

42

嗜铬细胞瘤切除手术有哪些风险?

嗜铬细胞瘤手术前,医生跟我谈话,说手术风险很大,好像随时都会有生命危险,我和家人都害怕得不敢做手术了。到底是为什么?

嗜铬细胞瘤是机体嗜铬组织内生长的一种分泌儿茶酚胺的肿瘤,通常发生于肾上腺髓质。嗜铬细胞瘤相当于一颗定时炸弹,其所引起的症状及体征,主要是由于肿瘤内嗜铬细胞所分泌的儿茶酚胺类物质肾上腺素、去甲肾上腺素和多巴胺释放至血液循环中导致血压升高所致。在手术切除过程中,由于机体对麻醉和手术出现的应激状态及触碰嗜铬细胞瘤,可以使其分泌大量的儿茶酚胺类物质进入血液循环,可导致血压剧烈升高。而肿瘤切除后这些儿茶酚胺类物质突然减少,又可引起血压降低甚至休克。这些急剧的血流动力学变化均会导致生命体征不稳定,十分危险。即使有充分的手术前准备和术中的正确处理,也有可能发生各种各样的突发性情况。

手术中的精神紧张、创伤刺激及肿瘤部位的挤压等,均可诱发儿茶酚胺的释放,出现血压升高甚至高血压危象,甚或出现心力衰竭、脑出血等。而手术中一旦肿瘤血流完全阻断,又会因儿茶酚胺急剧下降而导致严重低血压等循环紊乱。因此,嗜铬细胞瘤切除术之风险,真可谓"惊心动魄",主要是源于血流动力学的剧烈变化,也是嗜铬细胞瘤切除术麻醉与手术危险性的根本原因。如处理不当，可危及生命。嗜铬细胞瘤切除手术的风险主要有以下几种表现：

1. 高血压危象

嗜铬细胞瘤患者术前检查、麻醉诱导、体位改变、皮肤及腹膜切开，特别是在手术探查、肿瘤分离、挤压时，可发生血压骤升，出现高血压危象。高血压危象发生时因血压剧升而诱发左心衰、肺水肿、严重心律失常、脑血管意外和肾上腺出血等致命并发症。高血压危象的具体描述，会在后文中进一步阐述。

2. 嗜铬细胞瘤危象

除在手术中出现高血压危象外，由于大量儿茶酚胺释放，还可能出现心律失常、急性左心衰、肺水肿甚至猝死。

3. 严重的低血压

主要是指肿瘤切除后的低血压，通常在肿瘤血管被阻断时即开始，是肿瘤切除后的严重并发症，可致死。由于儿茶酚胺的分泌随肿瘤切除迅速降低，使原来处于收缩状态的血管突然扩张，致使血管床容积与血容量之间的比例严重失调，加之心泵收缩减弱、心排血量降低，致血压严重下降发生低血压休克、心源性休克和代谢性酸中毒等。另外，麻醉药及硬膜外阻滞的影响、心脏代偿功能不全、肾上腺素能阻滞药的作用等均可诱发及加重低血压。

4. 外科并发症

嗜铬细胞瘤患者通常合并有高血糖表现，是由于嗜铬细胞分泌的大量儿茶酚胺（CA）可引起糖原分解，并抑制胰岛 β 细胞分泌胰岛素导致血糖升高所致。嗜铬细胞瘤术后2～4.5h内常会发生致命的低血糖反应，主要是因为伴随嗜铬细胞瘤的切除，一方面由于肿瘤切除后儿茶酚胺分泌量急剧减少，糖原和脂肪的分解随之下降，另一方面胰岛素分泌升高，术后1h胰岛素分泌量可达峰值，常可导致严重的低血糖性休克。术前CA分泌越多，胰岛 β 细胞受抑制程度越严重，术后产生低血糖的机会亦越大。因此，即使有明确糖尿病病史的患者在术前或术中使用胰岛素也应慎重，以免使嗜铬细胞瘤切除后的低血糖情况复杂化。如患者清醒，临床上可见到患者大汗、心慌、低血压等，如患者仍处于全麻恢复期，则主观症状较少，多表现为循环抑制，且对一般处理反应迟钝，一经输入含糖溶液，症状立即改善。

嗜铬细胞瘤患者在手术后仍可能发生复杂的病情变化，出现各种严重症状，如高血压、心律失常、心功能不全、代谢异常等。因此，术后仍应密切观察循环动力学的变化，如血压、心律、心率、中心静脉压等。最好的方式是将患者自手术室直接转运至ICU由专人监测、治疗，及时采取有效措施，维持循环动力学稳定，直至患者恢复正常。

43

什么是嗜铬细胞瘤高血压危象?

高血压危象(hypertensive crises)是指一系列需要快速降低动脉血压治疗的临床紧急情况,包括高血压急症及高血压亚急症。高血压急症是指原发性或继发性高血压患者,在某些诱因作用下,如嗜铬细胞瘤手术应激状态下,血压突然和明显升高(一般超过180/120mmHg),同时伴有进行性心、脑、肾等重要靶器官功能不全的表现。高血压亚急症是指血压明显升高但不伴靶器官损害,患者可以有血压明显升高造成的症状,如头痛、胸闷、鼻出血和烦躁不安等。

嗜铬细胞瘤起源于肾上腺髓质、交感神经节及其他部位的嗜铬组织,可持续或间断地释放大量儿茶酚胺,引起持续性或阵发性高血压和多个器官功能及代谢紊乱,严重者可因血压急骤升高诱发高血压危象,即嗜铬细胞瘤高血压危象。一般认为舒张压超过120~130mmHg,即称为高血压危象。多为突然起病,患者感到剧烈头痛、烦躁、眩晕、心悸、气急、呼吸困难、恶心、呕吐、视物模糊甚至视力丧失。高血压危象一旦出现,病情凶险,并发症严重,如不及时抢救,会导致心、脑及肾脏的严重损害,如高血压脑病、颅内出血、急性左心室衰竭等严重后果。发生高血压危象的人群中,男性多于女性,以20~50岁多见。嗜铬细胞瘤手术中,可能因手触碰、牵拉瘤体、麻醉刺激,甚至因患者精神紧张等情况导致高血压危象,其危险性在于血压急剧升高后引起的靶器官损害。

高血压危象可能引起全身各个器官的损害，其中主要包括：

1. 神经系统损害

高血压危象起病急，患者可突然出现剧烈头痛、头晕、恶心、呕吐。中枢神经系统症状有兴奋、烦躁不安，严重者可有精神萎靡、嗜睡、昏迷，甚至发生脑卒中（中风）等严重并发症。神经系统症状有时出现一过性偏瘫、半身感觉障碍、失语、颈项强直、全身或局限性抽搐、四肢痉挛，甚至可出现呼吸中枢衰竭的表现。如出现脑出血，常导致严重后遗症，甚至死亡。

2. 肾脏损害

血压严重升高可导致肾脏的血液供应减少，出现腰痛、少尿、氮质血症、尿毒症等急性肾衰竭的表现。患者可出现突发的血尿、蛋白尿，24h尿蛋白常超过3.5g，约20%患者可出现肉眼血尿，可见红细胞管型和颗粒管型，75%患者有无菌白细胞尿，尿量逐渐减少。有些患者会出现少尿、浮肿、肾功能进行性恶化，数周至数月内进入肾功能衰竭终末期。

3. 心脏损害

由于血压急剧增高，心脏需要更费力的泵血运转，会导致心血管系统损害，表现为：①急性左心衰。患者出现呼吸困难，肺部听诊可发现肺水肿。②心律失常。50%~70%的嗜铬细胞瘤患者有心悸的症状，甚至呈室性心动过速或室颤。嗜铬细胞瘤患者可能会出现多种心律失常，以窦性心动过速最为常见。当患者发生复发性或阵发性心律失常伴有出汗、高血压、焦虑或面色苍白时，应怀疑嗜铬细胞瘤。③不稳定型心绞痛，甚至导致猝死。

4. 眼底视网膜损害

可有视力障碍、眼球震颤、偏盲或黑蒙，引起视网膜病变。据统计，首发症状失明或视力障碍者占50%~60%。眼底检查可有局限性或弥漫性血管痉挛，或有视盘水肿或出血，由于眼底血管闭塞或眼底出血甚至会引起失明。

5. 胃肠道损害

高血压危象可能引起胃肠道出血，表现为恶心、呕吐、呕血、便血等。

总之，高血压危象来势汹汹，只有及时、准确、高效的对症治疗，才能让它去也匆匆，最大限度地保护机体器官的功能，减轻血压骤变带来的器官损害。

 嗜铬细胞瘤手术后，为什么有些患者还要吃降血压药物，还有些患者要进行输液等维持血压治疗？

患者老张 1 周前做了嗜铬细胞瘤切除手术，手术很顺利，但这些天血压监测仍比较高，他心里感到非常疑惑：难道手术后还要吃药治疗吗？再次咨询医生后才知道嗜铬细胞瘤术后仍有可能出现高血压、低血压、肾上腺皮质功能不全、低血糖等情况，还是需要继续药物干预的。

1. 术后高血压

在肿瘤切除后，患者血压很快下降。如术后仍存在持续性高血压，可能是肿瘤未切除干净或已伴有原发性高血压或肾性高血压。

另外，儿茶酚胺在手术后7~10天可恢复正常水平。期间还可能因残留的儿茶酚胺引起血压增高。这种情况的术后患者仍然需要借助药物降血压，并且应在术后1周时测定儿茶酚胺或其代谢物以明确肿瘤是否完全切除。

2. 术后低血压

低血压是指肿瘤切除后的低血压。主要原因是儿茶酚胺的分泌随肿瘤切除迅速降低，引起外周血管扩张，再加上血容量不足，导致低血压甚至休克。另外，麻醉药及硬膜外阻滞的影响、心脏代偿功能不全、肾上腺素能阻滞药的作用等均可诱发及加重低血压。通常在肿瘤血管被阻断时即开始，是肿瘤切除后严重并发症，可致死。因嗜铬细胞瘤血管被阻断和肿瘤组织被切除后，减少了儿茶酚胺的来源，出现继发性动静脉显著扩张和受体对内源性儿茶酚胺的敏感性降低，可在中心静脉压或肺动脉监测指导下进行扩充血容量治疗，必要时辅以升压药以维持血流动力学相对稳定。

3. 肾上腺皮质功能不全

肾上腺嗜铬细胞瘤摘除术后，肾上腺皮质可能有不同程度的缺血、损伤，导致肾上腺功能不足而发生肾上腺皮质危象。肾上腺腺瘤摘除术后，存留的肾上腺常萎缩，下丘脑-垂体-肾上腺轴的功能由于腺瘤长期分泌大量皮质醇而受抑制，其功能的恢复，需时至少6个月甚至1年以上，如不补充激素或在应激状况下不相应增加激素剂量，也可引起急性肾上腺皮质功能减退。肾上腺危象的临床表现包括肾上腺皮质激素缺乏所致的症状，以及促发或造成急性肾上腺皮质功能减退的疾病表现。肾上腺皮质激素缺乏大多为混合性的，即糖皮质激素和盐皮质激素两者皆缺乏。

继发性肾上腺皮质功能减退时，患者肾素-血管紧张素-醛固酮系统相对正常，低血容量少见，一般很少引发危象，低血糖昏迷较常见，可伴有低钠血症。患者常伴其他垂体前叶激素缺乏的症状。若危象系垂体肿瘤所致的垂体卒中诱发，患者可有剧烈的头痛、视野缺损及视力急剧下降，在合并感染、手术和创伤等应激下，可有低血压、休克的表现。

临床高度怀疑肾上腺皮质危象时，应在收取血标本送检皮质醇、ACTH后立即开始治疗。治疗的根本目标是保持循环中有充足的糖皮质激素及补充钠和水的不足。治疗包括静脉输注大剂量糖皮质激素、纠正低血容量和电解质紊乱、去除诱因及全身支持治疗。

4. 术后低血糖

肿瘤切除后，原来受高水平儿茶酚胺抑制的胰岛素分泌解除抑制，胰岛素大量释放，可引起低血糖。临床上患者除有头晕、心悸、全身乏力等低血糖症状外，还表现出持续性低血压，且对加压药和补液无效。此时测血糖浓度，当确认低血糖时应输注葡萄糖液体。

总之，肾上腺切除后可能会发生血压、血糖、激素等异常，此时需要服药等治疗来进行干预。

45

嗜铬细胞瘤患者术后血压能恢复到什么程度？

术后血压是否能恢复正常，是根据患者的术前评估进行分级，每个级别术后血压恢复的情况不尽相同。也就是说，根据患者术前血压水平和临床检验数据来评估的方法，预测术后血压的恢复情况。

下面是几组具体的数据，大家可以对号入座，加以参考。嗜铬细胞瘤根据术前临床症状、24h尿中去甲肾上腺素、肾上腺素和多巴胺的水平，将其临床功能分为以下4级：①功能0级：血压小于等于140/90mmHg，尿去甲肾上腺素小于40.65 μg/24h，肾上腺素小于6.42 μg/24h，多巴胺小于330.59 μg/24h；②功能1级：血压小于等于140/90mmHg，尿去甲肾上腺素大于40.65 μg/24h或肾上腺素大于6.42 μg/24h或多巴胺大于330.59 μg/24h；③功能2级：具有典型儿茶酚胺增多症表现；④功能3级：具有典型儿茶酚胺增多症表现，且引起心脑血管意外者。

功能0级患者围手术期血压平稳；功能1级术中血压有波动（小于80mmHg），0级和1级在切除肿瘤后可以治愈，术后一般1周内血压恢复正常；功能2级和功能3级者围手术期血压波动大于80mmHg，术后24h内血流动力学恢复正常，无并发症，75%的患者在1月内血压恢复正常，而术后血压仍增高的患者用一般降压药也可获得满意的疗效。

在肿瘤切除后，患者血压很快下降。这里值得一提的是，术后大约50%的患者会发生一过性的高血压，可持续72h以上，可能是肿瘤没有完全切除、疼痛、低氧及二氧化碳蓄积等所致。但如果血压持续性升高，则需要考虑更多原因。首先需要排除的是肿瘤是否完全切除。嗜铬细胞瘤患者切除手术后，尿中儿茶酚胺一般在手术后7～10天即可恢复正常水平。因此，在术后1周时要测定儿茶酚胺或其代谢物。如可确定肿瘤完全切除，则血压仍然升高可能是伴有原发性高血压或肾性高血压，需按照不同高血压病因进行针对性治疗。此外，还要注意是否是恶性嗜铬细胞瘤，因为恶性嗜铬细胞瘤术后复发率较高，绝大部分与原发病有着相同的临床表现，结合病史不难做出定性诊断。

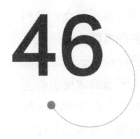

什么是副神经节瘤？

老张血压很高，口服好几种降压药物都控制不好，到医院检查发现肾上腺上有一个嗜铬细胞瘤，后来，老张住院做了肾上腺嗜铬细胞瘤切除手术后就痊愈了。当你也因血压高就医时，做了一系列检查后，医生却说你膀胱上长了一个嗜铬细胞瘤，这时你可能就会非常纳闷，医生是不是搞错了？怎么膀胱上也会长嗜铬细胞瘤呢？确实是这样，嗜铬细胞瘤可以长在除肾上腺以外的嗜铬组织区，比如腹主动脉旁、膀胱壁等处，而且它有个更确切的名字——副神经节瘤。

嗜铬细胞瘤主要来源于肾上腺的髓质部分，但它并不是肾上腺的专属肿瘤，其中约有10%的嗜铬细胞瘤源于肾上腺外的嗜铬细胞。以往这种来源于肾上腺外嗜铬细胞的肿瘤被称为肾上腺外嗜铬细胞瘤或者异位嗜铬细胞瘤，2004年世界卫生组织（WHO）将其定义为肾上腺外副神经节瘤，所以当你听到医生或者周围的人说肾上腺外嗜铬细胞瘤、异位嗜铬细胞瘤或肾上腺外副神经节瘤的时候，你就知道他们讲的是同一种疾病——副神经节瘤。

那副神经节瘤会长在人体的哪些地方，是不是就长在副神经节上呢？下面揭晓答案：人体的自主神经系统有两种神经，分别是交感神经和副交感神经。交感神经由脊神经（脊神经是从脊椎的椎间孔穿出，沿脊椎两侧对称分布）发出，主要分布于内脏、心血管和内分泌腺体。副交感神经，位于脑部和脊椎骶部，基本在人体的"中轴"线上。交感神经和副交感神经相互配合，又相互制约，并达到一个平衡，从而调节人体的各种机能。副神经节瘤可起源于胸部、腹部和盆腔的脊椎旁的交感神经链，也可来源于沿颈部和颅底分布的副交感神经节。副神经节瘤最常见于腹主动脉旁、颈动脉体、胸腔、膀胱壁等处，约71%分布于腹主动脉旁神经丛，12%分布于胸腔，9.8%分布于膀胱壁。副神经节瘤可发生于任何年龄段，且无性别差异，但不必害怕，副神经节瘤绝大多数为良性，仅10%左右为恶性。

当有儿茶酚胺增多症的临床表现，而肾上腺的相关影像学检查却没有发现有异常病变或者肿瘤时，可能是患有副神经节瘤，且它长在肾上腺外的其他地方。这时候就需要行全身CT扫描、MRI、间碘苄胍（MIBG）显像、生长抑素受体显像或者PET/CT显像等检查来寻找副神经节瘤的具体位置。患者可能会疑惑，既然大多数副神经节瘤是无功能性的，也就无典型的儿茶酚胺增多症表现，那这种情况下又如何发现它呢？无功能性的副神经节瘤常伴有压迫症状，即随着肿瘤体积的增大，压迫周围脏器和组织，从而出现不适，患者可能会因此就医从而发现它。另外，随着人们健康意识的提高，体检的频率会越来越高，体检的项目会越来越全面，发现身体内的异常占位性病变的概率越来越大，然后通过进一步检查即可确诊。

由于膀胱是泌尿系统的一部分，通过尿道与外界相通，流经其中的尿液及膀胱壁的收缩对膀胱内的肿瘤有挤压作用，因此膀胱副神经节瘤具有一些显著的特点，下面将做简单介绍。膀胱副神经节瘤是起源于膀胱壁的副神经节细胞，约占膀胱肿瘤的0.05%，占副神经节瘤的1%。膀胱副神经节瘤可发生于各种年龄段，多数是有功能的，除儿茶酚胺增多症的临床表现，如高血压、头痛、出汗、心悸等症状以外，还可表现为血尿、排尿时血压升高、甚至排尿后晕厥等症状。除上文提到的副神经节瘤检查手段外，膀胱镜检查（即将观察镜通过尿道直接进入膀胱内进行检查）对于膀胱副神经节瘤的诊断有重要作用，可以直接观察膀胱内有无肿瘤，并且可以在监测血压的情况下碰触肿瘤瘤体，观察血压有无明显的波动。结合其他定性和定位诊断明确检查后，可进一步行膀胱部分切除术或者膀胱全切术，其预后良好。

副神经节瘤的分布及其所导致的高血压有什么特点？

副神经节瘤患者的临床表现有明显的个体差异。不是说每个副神经节瘤患者都有高血压表现，而是在表现出了高血压症状的副神经节瘤患者中，他们血压升高的方式以及程度也不完全一样。副神经节瘤的临床表现与肿瘤的生长部位、儿茶酚胺分泌方式、儿茶酚胺增高的水平等方面有关。

根据肿瘤是来自交感神经还是副交感神经，可以将副神经节瘤分为副交感神经副神经节瘤（如化学感受器瘤）及交感神经副神经节瘤（包括腹膜后、盆腔及纵隔后的副神经节瘤）。前者绝大部分为无功能性，而后者多能产生儿茶酚胺而发挥其功能活性。化学感受器瘤主要是通过感知周围环境中二氧化碳（CO_2）、氧气（O_2）及酸碱度（pH）的变化，从而发挥调节呼吸、心率的功能。绝大多数化学感受器瘤无功能，一般表现为缓慢生长的无痛性肿块。少数有功能的化学感受器瘤可产生过多的儿茶酚胺类激素，当肿瘤受到碰触时（如大便、咳嗽、有创操作等），大量儿茶酚胺类物质释放出来，患者会出现阵发性高血压、头痛、心悸、多汗等症状。所以，大多数副神经节瘤患者到中年才发现患病，而形式包括体检偶然发现，因肿瘤压迫邻近脏器、可于体表触及肿块或者出现儿茶酚胺过多分泌的相应症状时检查发现。

副神经节瘤主要分布在腹膜后的主动脉旁，而由于腹膜后潜在的空间大，发生在腹膜后的非功能性的副神经节瘤常较难发现，且早期大多没有明显的临床症状，直到肿瘤生长到一定程度，压迫、阻塞邻近脏器才出现相应的临床症状。患者往往是因为腹痛、背痛或触及腹部包块时，才引起注意而到医院就诊，此时肿瘤体积往往已经很大。

总的来说，大约1/3的副神经节瘤患者会表现出阵发性高血压、头痛、心悸、多汗的典型临床表现，这也是这部分副神经节瘤有功能的具体表现。其中，大部分功能性的副神经节瘤发生在腹部与盆腔，而仅少数发生于头颈部。其中，发生在膀胱的副神经节瘤患者有将近一半会出现高血压、间歇性血尿、排尿时发作的"三联征"。

因为高血压是由于儿茶酚胺类激素导致的，所以在有功能性的副神经节瘤中，如果它持续分泌儿茶酚胺类激素入血，则表现为持续性高血压，反之，如果间歇性地分泌儿茶酚胺类激素入血，则表现为阵发性的血压升高或者在持续性高血压的基础上阵发性加剧。

功能性的副神经节瘤分泌的儿茶酚胺绝大部分为去甲肾上腺素，而仅有微量的肾上腺素。副神经节瘤患者的血压与血液循环中去甲肾上腺素的浓度密切相关，去甲肾上腺素的浓度越高，血压升得越高。

当然，除了肿瘤的部位、儿茶酚胺类激素的分泌方式和儿茶酚胺类激素增高的水平外，副神经节瘤患者的高血压的稳定与否，以及是否容易控制，还跟他的病程有密切的关系。如果长期高血压，血管的管径变小、弹性降低，服用同样的药物治疗，病程长者血压更易于波动、难于控制。

那肿瘤的大小与症状之间有关系吗？是不是肿瘤越大症状越重，如血压越高？其实，肿瘤大小与症状轻重不一定成比例，有的时候肿瘤体积小者已有明显的临床症状，而肿瘤体积相当大者却无临床症状，只是健康体检或者尸检时才偶然发现。

48

和肾上腺嗜铬细胞瘤相比，副神经节瘤有哪些特殊的临床表现？

　　副神经节瘤起源于肾上腺外嗜铬细胞，位于胸、腹和盆腔脊柱旁交感神经链，又称化学感受器瘤，它包含有颈动脉体瘤、迷走神经体瘤、颈静脉体瘤及主动脉体瘤等。由于该肿瘤与颈部血管的关系密切和瘤体本身的特殊性，手术治疗难度大，并发症严重。其实，副神经节瘤和肾上腺嗜铬细胞瘤所引起的症状基本一致，统称为儿茶酚胺增多症。其症状和体征主要是由肿瘤组织内的嗜铬细胞分泌儿茶酚胺类释放到血液循环引起，主要表现为血压异常（常表现为高血压）与代谢紊乱症候群。临床症状及体征多种多样，即所谓6H表现：hypertension（高血压）、headache（头痛）、heart consciousness（心悸）、hypermetabolism（高代谢状态）、hyperglycemia（高血糖）、hyperhidrosis（多汗），都与儿茶酚胺分泌过量有关。儿茶酚胺增多症依据患者的基因类型不同，其临床表现有较大差异，不同基因突变的患者肿瘤所在部位、良性或者恶性、儿茶酚胺的分泌类型及复发倾向上均明显不同。

　　然而，副神经节瘤和肾上腺嗜铬细胞瘤也有所不同。前者分泌激素以去甲肾上腺素为主，后者则是分泌肾上腺素。副神经节瘤的临床表现多为顽固性高血压，有的患者伴有发作性多汗、心悸、头痛、震颤、皮肤苍白等症状和（或）体位性低血压，有的患者首发症状为麻醉时出现高血压或高血压危象，少数患者甚至首发就可因严重心血管并发症致死。因此，本病的临床表现个体差异非常大，从无症状到突发恶性高血压、心力衰竭或脑出血等急症的情况都存在。

同时，来源于其他部位的副神经节瘤往往不分泌儿茶酚胺类物质，患有无分泌功能的腹膜后副神经节瘤患者临床表现通常为腹部或背部疼痛，可以在肚子上摸到肿块。由于这类患者通常在临床症状比较明显时才来看病，因此，没有分泌功能的肿瘤往往体积很大时才被发现。相反，有分泌功能的肿瘤体积较小时临床症状就比较明显了。

在这里，我们要提及一种特殊但又不少见的肾上腺外嗜铬细胞瘤，即膀胱嗜铬细胞瘤。这类患者可以表现包括嗜铬细胞瘤和膀胱肿瘤的综合征，出现经常发作性高血压、间歇的无痛性肉眼血尿和排尿时典型发作的三大症状。排尿发作时往往表现为头痛、晕厥、心悸、出汗或高血压症状，也经常在尿急、腹部受压、排便甚至夫妻生活等膀胱受压力作用时诱发。据调查，约50%的膀胱嗜铬细胞瘤患者有无痛性血尿，而65%~80%的患者表现发作性或持续性的高血压。因此，如果出现在排尿时血压升高的症状，则应进一步检查，确定是否患有膀胱嗜铬细胞瘤。

前面说到，对可疑副神经节瘤的患者应注意进一步筛查。副神经节瘤临床诊断线索与嗜铬细胞瘤相似。由于它发病往往并不表现为泌尿外科常见的症状，所以常被非泌尿外科医生筛查后转到泌尿外科来进行专业的检查、治疗。对于嗜铬细胞瘤及副神经节瘤，如能早期诊断则预后可明显改善。其中，良性嗜铬细胞瘤术后5年生存率在95%以上，复发率低于10%，而家族性嗜铬细胞瘤的复发率高，建议每年复查1次。若测定值异常，再进一步行影像学检查。恶性嗜铬细胞瘤的5年生存率低于50%。最后，完全切除肿瘤而高血压治愈的患者约70%，其余仍有持续性高血压或高血压复发，可能是原发性高血压或肾性高血压，通常服用降压药物就可以良好控制血压。

副神经节瘤应该做什么检查来确诊？

现在比较一致的观点是，对于肾上腺以外的，或者说不是长在肾上腺部位的嗜铬细胞瘤，统称为副神经节瘤。副神经节瘤的性质和嗜铬细胞瘤相同，因为他们都产生儿茶酚胺类物质，症状基本相同，但是副神经节瘤可分布在很多地方，比如腹主动脉旁、肾门附近，因为这些部位含有大量的交感和副交感神经。因为在正常的人群中有2%的意外瘤发现，所以影像学检查仅在生化证实后进行。副神经节瘤不常见，但不论是临床医生还是研究者都对其抱有浓厚兴趣。很多患者听到副神经节瘤会不知所措，因为很少从宣传渠道了解到这个疾病，其实，副神经节瘤的定位诊断跟嗜铬细胞瘤是一样的，主要包括解剖影像学和功能影像学两部分。

80% ~ 90%嗜铬细胞瘤位于肾上腺，且多为一侧性。肾上腺外的瘤主要位于腹膜外、腹主动脉旁（占10% ~ 15%），CT平扫加增强扫描也是首选的定位诊断，能充分反应肿瘤的形态特征和周围组织的解剖关系。肾上腺外嗜铬细胞瘤好发于脊柱旁，尤以主动脉旁区和肾门附近最为多见，在多排螺旋CT上常表现为圆形或椭圆形，偶可见分叶状，边界清晰。增强扫描时动脉期即出现中度及以上强化，且为持续延迟强化。但CT检查无法从形态学上区分出功能性和非功能性，单凭CT征象很难判断肿瘤的良恶性，除非病灶出现了转移或复发。对于瘤体较大的患者，CT血管成像

（又叫CTA检查）可以了解肿瘤与周围血管的关系，可以帮助临床医生评估手术难度和风险，应该作为常规检查，临床上应用也比较多。

MRI（磁共振检查）对肾上腺外肿瘤有明显优势，主要因为其对周围软组织分辨程度较高。而间碘苄胍显像、生长抑素受体显像及PET显像等功能影像学定位并不作为一线检查方式，主要用于可疑及需要鉴别诊断的患者。此外，对于功能性的副神经节瘤及生化指标阳性或可疑，而CT或MRI未能定位者也需要功能影像学检查定位。间碘苄胍显像是用放射性^{131}I标记的间碘苄胍扫描，可以发现少见部位的肿瘤，对于复发性或恶性嗜铬细胞瘤及肿瘤内有纤维化、解剖结构有变异、肿瘤位于少见部位的病例定位效果好。

在各种影像学检查都未发现病变，疑有异位肿瘤时，MIBG（间碘苄胍）显像是诊断副神经节瘤的首选检查方法。由于这种检查应用很少，在此普及一下同位素^{131}I标记MIBG扫描的知识。MIBG是肾上腺素的生理类似物，经同位素^{131}I标记后，可被贮存于嗜铬细胞儿茶酚胺囊泡中，用药后全身扫描就能在图像上显示出瘤体。此项检查是对全身嗜铬组织的特异性扫描，可以提供全身性的信息，尤其是副神经节瘤和恶性嗜铬细胞瘤及其转移灶，能鉴别肾上腺或肾上腺以外其他部位的肿瘤是否为嗜铬细胞瘤。MIBG的特异性高达95%，而且能结合SPECT进行断层扫描，但敏感性较低，只有77%～90%。对于复发性或恶性嗜铬细胞瘤及肿瘤内有纤维化、解剖结构有变异、肿瘤位于少见部位的情况定位效果更好。该法除用于诊断外，在有效剂量下可产生放射治疗作用。此外，通过静脉插管腔静脉分段取血测定CA，来明确到底哪一侧的肿瘤分泌占主要优势，尤其是体积小的、异位肿瘤或其他检查未能定位的肿瘤有较高的价值。但是因为该项检查技术要求较高，操作过程中可能会出现严重并发症，只有很少的单位能开展这项技术。

不可忽视的是，副神经节瘤有10%～15%的可能为恶性或功能性病变，特别是多发的病灶，有时需要同时做两种检查来弥补不足。对于高血压患者，除了排除嗜铬细胞瘤外，还应考虑包括醛固酮肿瘤的可能性。恶性副神经节瘤的发病率要比恶性嗜铬细胞瘤的发病率高很多，因此，对于副神经节瘤的患者，需要进行影像学检查来确定有没有转移到其他组织器官。不然，即使做了手术，切除了肿瘤，效果也不好。此外，值得注意的是，通过原发肿瘤病灶的病理表现并不能确定嗜铬细胞瘤的良、恶性。

最后，副神经节瘤常表现为腹膜后肿块，腹膜后肿块的鉴别诊断范围广泛，既有肿瘤原因又有非肿瘤原因。在显示腹膜后肿块的特征和对肿块进行评估时，CT和MRI都有非常重要的作用。

50

不明原因的肥胖可能是库欣综合征作怪？

小王美滋滋的，朋友们都夸他是模范好老公。为啥呀？自从结婚后，小王媳妇就日渐丰满，都说婚后幸福，心宽体胖啊。可慢慢地，小两口犯起嘀咕了，这每天也没见多吃多少，咋体重还一个劲往上涨，脸都像吹起来的一样。到医院一检查，大夫说是库欣综合征，要做手术！这是什么病啊？今天我们就来讲讲引起肥胖的一类疾病：库欣综合征（Cushing's syndrome，CS）。

库欣综合征又称皮质醇增多症或柯兴综合征，是由多种病因引起的以高皮质醇血症为特征的临床综合征。长期应用外源性糖皮质激素或饮用酒精饮料等也可以引起类似库欣综合征的临床表现，此种类型称为类库欣综合征或药物性库欣综合征，主要表现为满月脸、多血质外貌、向心性肥胖、痤疮、紫纹、高血压、继发性糖尿病和骨质疏松等。

不少朋友误以为肥胖是吃得太多引起的，减肥只需要少吃即可。其实不然，不明原因的突发肥胖，很可能是库欣综合征在作怪。尤其是年轻的高血压群体，若出现突然肥胖，应做全面检查。如果你在短期内体重增加很多，而且脸似满月，脸上还不停地长痤疮，腹部脂肪明显堆积，通过各种办法去减肥总也减不下去，但是四肢并未见脂肪堆积，反而比较瘦，这时候应该考虑是不是因为其他疾病导致了肥胖，这种肥胖可能就是继发性肥胖。继发性肥胖的病因比较多，但最常见的病因为库欣综合征。这种疾病大多是由下丘脑、垂体或肾上腺肿瘤，又或是长期服用糖皮质激素类药物引起的。库欣综合征可发生于任何年龄，成人多于儿童，女性多于男性。儿童、青少年可表现为体重增加而生长停滞或青春期延迟的肥胖，年轻患者可出现骨质疏松、高血压等与年龄不相称的临床表现。如果通过检查发现肾上腺有占位，手术治疗可治愈；如果发现垂体占位可考虑手术切除或垂体放射治疗等方式解决；如果为糖皮质激素药物导致的肥胖，可停用药物，进行观察。

99%的肥胖是单纯性肥胖，主要原因为饮食过度导致营养过剩，同时又缺乏运动；1%的肥胖是其他疾病、外伤或者药物引起的，称为继发性肥胖。如果被确诊是库欣综合征，通过积极治疗原发病，肥胖问题一般会随之解决或好转。库欣综合征患者多数为轻度至中度肥胖，极少有重度肥胖，有些患者脸部及躯干偏胖，但体重在正常范围。典型的向心性肥胖指脸部及躯干部肥胖，但四肢包括臀部不胖。向心性肥胖的原因尚不清楚。满月脸、水牛背、悬垂腹和锁骨上窝脂肪垫是库欣综合征的特征性临床表现。少数患者尤其是儿童可表现为均匀性肥胖。一般认为，高皮质醇血症可使食欲增加，易使患者肥胖。但皮质醇的作用是促进脂肪分解，因而在对皮质醇敏感的四肢，脂肪分解占优势，皮下脂肪减少，加上肌肉萎缩，使四肢明显细小。高皮质醇血症使胰岛素的分泌增加，胰岛素是促进脂肪合成的，结果在对胰岛素敏感的脸部和躯干部，脂肪的合成占优势。

临床上，如何区分单纯性肥胖和库欣综合征导致的肥胖呢？通过小剂量地塞米松抑制试验即可鉴别。

51

焦虑或抑郁，库欣综合征可能是诱因？

库欣综合征主要表现为满月脸、向心性肥胖和紫纹等，还会引起一系列精神症状，包括抑郁、焦虑、认知障碍和躁狂等。据文献报道，80%的活动性库欣综合征患者有焦虑症状，70%有抑郁症状，66%有认知功能障碍。那么，为什么库欣综合征还会有精神方面的症状呢？这些症状是怎么产生的呢？近年来这些精神症状的产生机制受到了人们广泛的关注，现在普遍认为与体内高浓度的糖皮质激素密切相关。

内源性糖皮质激素是由肾上腺皮质产生的一类具有神经活性的甾体激素（人体内以皮质醇形式为主），由下丘脑-垂体-肾上腺轴调节，主要参与机体内环境稳态的调节，如代谢、免疫等。同时糖皮质激素还可以跨越血-脑脊液屏障进入大脑发挥重要作用，过量的糖皮质激素对大脑的结构和功能具有一定的影响。

在脑内，糖皮质激素主要通过与盐皮质激素受体和糖皮质激素受体结合来行使功能。其中，盐皮质激素受体选择性地在我们大脑一个叫海马的部位高表达，对糖皮质激素有较高的亲和力，而糖皮质激素受体则广泛地分布于大脑各个部分，其对糖皮质激素的亲和力只有盐皮质激素受体的1/10。因此糖皮质激素在基础浓度时首先与盐皮质激素受体结合，这有利于神经元的存活，保证我们大脑中的海马等结构能正常发挥功能。而当糖皮质激素过量时，盐皮质激素受体被饱和，糖皮质激素受体被激活，此时糖皮质激素会对海马等边缘系统产生毒性效应，从而出现一系列精神症状。

高浓度糖皮质激素导致精神症状的具体机制是什么呢?

研究表明,糖皮质激素与神经精神功能的关系呈倒U形,即对情绪、认知等方面的损伤效应与糖皮质激素浓度的过低或过高均有关。长期过量的糖皮质激素可发挥毒理效应改变海马、前额叶皮质和杏仁核等大脑结构,损害它们的功能;也可以通过其他途径直接破坏脑功能,产生一系列精神症状。现已发现库欣综合征患者大脑内的海马体积有不同程度的减少,且与我们体内血循环糖皮质激素的浓度呈负相关。此外,慢性糖皮质激素升高不仅会减少海马的体积,还会降低整个大脑的重量。

高浓度糖皮质激素是如何攻击我们的大脑结构呢?

1. 高浓度糖皮质激素导致神经细胞的损伤及死亡

葡萄糖是神经细胞的主要能量来源,高浓度的糖皮质激素会减少海马内神经细胞对葡萄糖的利用度,影响神经细胞的能量代谢,破坏细胞。此外由于海马CA1区的锥体细胞对谷氨酸等介质的神经毒性作用高度敏感,过量的糖皮质激素可间接通过提高锥体细胞对神经毒性物质的易感性来加快神经细胞的受损过程。

2. 高浓度糖皮质激素诱导神经细胞凋亡

糖皮质激素可通过诱导神经细胞凋亡来影响海马神经元的存活。实验表明,糖皮质激素在大鼠海马中可以同时调控促凋亡因子(如Bax)和抗凋亡因子(如Bcl-2,Bcl-XL)。糖皮质激素在正常浓度下对盐皮质激素受体的激活会增加Bcl-2/Bcl-XL与Bax的比例，以维持神经元的存活。当糖皮质激素浓度过高时，糖皮质激素受体被激活，使得Bcl–2/Bcl–XL与Bax之间的天平倾斜，促进凋亡的发生。糖皮质激素受体还可通过调节P53基因（人体抑癌基因）的表达来影响细胞的凋亡过程。

3. 高浓度糖皮质激素抑制神经再生

近年来人们逐渐认识到在海马齿状回的颗粒下区及室周区域存在神经再生现象。很多内源性及环境因素参与了这种现象的调控，其中过量的糖皮质激素可能通过糖皮质激素受体来介导神经细胞前体的丢失或细胞周期的停止，从而抑制神经再生。此外，过量糖皮质激素还可以减少海马和新皮层中神经营养因子的表达，如神经生长因子–β、脑源性神经营养因子（brain derived neurophic factor，BDNF），这些营养因子能够调节齿状回中神经祖细胞的增生，若缺乏，将严重抑制海马和新皮层中的神经再生过程并削弱神经修复能力。

4. 高浓度糖皮质激素导致神经纤维的萎缩

复杂的树突分支系统是形成精细的神经网络的前提。而持续缓慢增多的糖皮质激素会减少锥体细胞树突的分支及轴突的芽生。尤其是在海马的CA3区，长期过量的糖皮质激素会诱导锥体细胞顶树突的萎缩，使其长度缩短、分支变少，从而阻碍信息的获得，损害海马的外显记忆功能。糖皮质激素诱导的神经纤维的萎缩可能是通过增加海马突触内的EAA神经递质的浓度来实现的。

5. 高浓度糖皮质激素造成脑组织萎缩

库欣综合征患者体内长期过量的糖皮质激素可通过抗炎性反应效应，抑制血–脑脊液屏障的通透性，减少脑的含水量，使整个大脑萎缩。同时还可能伴有脑室扩大及弥漫性皮质萎缩等现象，这些都在一定程度上影响了大脑的情绪和认知功能。

6. 糖皮质激素级联假说

众所周知，HPA（下丘脑–垂体–肾上腺）轴是调控糖皮质激素的重要方式，库欣综合征中高皮质醇血症的产生很多情况下是由于HPA轴出现异常造成的，之后过量的糖皮质激素会通过上述各种机制损伤大脑尤其是海马的结构和功能，削弱海马介导的糖皮质激素对HPA轴的负反馈抑制，从而导致糖皮质激素的进一步分泌及海马的级联损伤。这就是经典的"糖皮质激素级联假说"，也是导致大脑结构改变的一种重要病理机制。

当然，还有其他的机制和假说，在此不一一赘述。

在对抑郁等精神症状的治疗方面，类固醇抑制剂和糖皮质激素受体阻滞剂米非司酮（mifepristone）等库欣综合征的传统治疗药物比普通的抗抑郁药效果更好。米非司酮只拮抗高浓度糖皮质激素激活的糖皮质激素受体，而不影响正常浓度的糖皮质激素通过盐皮质激素受体所发挥的有益作用，因此更有效，不良反应也更少。

幸运的是，临床发现库欣综合征患者的大脑结构及功能的改变是可逆的。通过手术、放疗或药物治疗将皮质醇浓度降至正常后，原先萎缩的海马可恢复一定的体积，同时抑郁和认知等精神症状也会得到改善。但在对已治愈的库欣综合征患者的长期随访中发现，部分患者的认知功能仍存在微小损伤，说明先前过量的糖皮质激素对大脑的毒性效应并不完全可逆。

怎么判断自己是不是得了库欣综合征呢?

库欣综合征的年发病率为(2~5)/100万。在高血压人群中库欣综合征占0.5%~1%;在2型糖尿病的肥胖患者、血糖控制不佳且合并高血压人群中库欣综合征发病率可达2%~5%。高发年龄为20~40岁,约占总发患者数的70%,男女比例为1:(2~8)。

那我们怎么判断自己是不是得了库欣综合征呢?

如果您在短期内体重增加很多,而且整个脸似满月状,脸上还不停地长痤疮,腹部脂肪明显堆积,但是四肢并未见脂肪堆积,反而比较瘦小,并且通过各种办法去减肥总也减不下去,这时候应该考虑是不是得了库欣综合征。

当然疾病的表现千变万化,很多人表现不典型。其表现主要有:满月脸,水牛背,皮肤紫纹为经典表现;体重增加和向心性肥胖是最常见的体征;多血质和肌病也是主要特征;高血压和糖尿病为常见特征;部分患者可能以月经紊乱或精神心理异常为首诊主诉;少数甚至可出现类似躁狂、忧郁或精神分裂症的表现;严重的可使患者丧失行走和劳动能力的骨质疏松;性欲减退,勃起功能障碍,睾酮水平下降等性腺功能减退表现在男性患者较常见;50%患者伴有尿石病。儿童库欣综合征以全身性肥胖和生长发育迟缓为特征,其中65%是肾上腺疾病,多数是恶性的。

因此,出现以下症状和体征时,大家要引起重视,尽早到医院找医生看看。

（1）向心性肥胖。高皮质醇血症使体内脂肪重新分布，库欣综合征患者表现为向心性肥胖，即面部及躯干部发胖，而四肢及臀部却不胖。多数患者仅为轻度至中度肥胖，极少数患者为重度肥胖，也有少数患者为均匀性肥胖。满月脸、水牛背、悬垂腹和锁骨上窝脂肪垫丰满是库欣综合征的特征性临床表现。

（2）糖尿病和糖代谢异常。高皮质醇血症有增强糖原异生，对抗胰岛素的作用，可使细胞对葡萄糖的利用减少，血糖升高。也就是说，葡萄糖的产生增加了，而利用却被限制了，那么血糖值就上去了。临床上大约20%的库欣综合征患者有糖尿病，约半数患者表现为糖耐量减低。

（3）负氮平衡引起的临床表现。皮质醇的过量分泌可加速蛋白质分解并减少其合成，使机体长期处于负氮平衡状态，表现为乏力、肌肉萎缩、皮肤菲薄、有宽大紫纹、毛细血管脆性增加而易有皮肤瘀斑，可有严重的骨质疏松而致腰背痛，并易有病理性骨折及创伤伤口不易愈合。

（4）高血压和低血钾。大量皮质醇可产生潴钠、排钾作用。由于血容量增加及排钾增多可使库欣综合征患者发生高血压和低血钾。机体总钠量显著增加，血容量增多，血压上升，尿钾排量增加，从而导致高尿钾和低血钾，同时因氢离子排泄增加而致碱中毒。库欣综合征的血压增高一般为轻度至中度，低血钾、碱中毒的程度也较轻。

（5）生长发育障碍。过量皮质醇可抑制生长激素的分泌及其作用，抑制性腺发育，使青少年、儿童的生长发育停滞和青春期延迟，以致身材矮小。

（6）性腺功能紊乱。高皮质醇血症不仅直接影响性腺发育，还可抑制下丘脑-垂体前叶的促性腺激素分泌，而使库欣综合征患者的性腺功能明显减低。女性表现为月经紊乱、继发闭经，男性则表现为阳痿、性功能低下。

（7）精神症状。多数患者因高皮质醇血症而有精神症状，表现为欣快感、失眠、注意力不集中、情绪不稳定等，少数患者可出现类似躁狂、忧郁或精神分裂症样的表现。

（8）其他。库欣综合征患者的免疫功能低下，常易合并各种细菌或真菌感染且较危重，如未能及时治疗，则可因病情发展较快而致命。高皮质醇水平影响小肠对钙的吸收，使大量钙离子进入血液后从尿中排出，从而发生高尿钙和肾结石。库欣综合征患者的泌尿系结石发病率为15%～19%，常有眼部结膜水肿，有的还有轻度突眼。库欣综合征的临床表现及发生率如表6。

表6　库欣综合征的临床表现及发生率

表　　现	发生率/%
向心性肥胖	90～100
满月脸	90
糖代谢紊乱	
糖耐量下降或糖尿病	60
蛋白质代谢紊乱	
皮肤紫纹	70～90
易出现瘀斑	65
伤口愈合不良	51～70
肌肉无力	50～70
多血质面容	90
儿童生长迟缓	70～80
高血压	75
骨量减少、骨质疏松或骨折	50
低钾性碱中毒	11～20
水肿	21～50
多毛及男性化	75
痤疮	0～20

（续表）

表　　现	发生率/%
脱发	11 ~ 20
性功能异常	90
心理异常（嗜睡或抑郁）	80
反复感染	21 ~ 50
肾结石	20

库欣综合征都是肾上腺肿瘤引起的吗？

虽然库欣综合征是一个疾病的名称，但其原因就像个大家族，可以有大脑中枢性的因素，也可以有肾上腺皮质来源的因素，甚至还有肾上腺外的，或者人为干预的外来因素。肾上腺肿瘤是库欣综合征的病因之一，大概有15%的库欣综合征是由肾上腺肿瘤引起的。接下来我们分类给大家介绍这个大家族。

1. ACTH非依赖性

（1）肾上腺皮质腺瘤。

临床上肾上腺皮质腺瘤占全身肿瘤的比例不到0.5%，但约5%的、超过40岁成人尸检中证实有肾上腺皮质腺瘤。肾上腺皮质腺瘤大多数直径2~4cm（平均3.5cm），重量一般小于50g，大多数为10~30g。形状多为圆形或椭圆形，有完整包膜。切面为黄色或金黄色稍呈暗红，很少有出血坏死灶，质地比较均匀。肾上腺皮质腺瘤一般为单个，两侧机会大致相等；由肾上腺束状带样细胞组成；周围及对侧的肾上腺组织呈萎缩状态。

（2）肾上腺皮质腺癌。

肾上腺皮质腺癌发生率约1/（1.7×10^6），多为单侧散发，但2%~6%为双侧，与Li-Fraumeni综合征（李-佛美尼综合征）、MEN-1（多发性内分泌肿瘤综合征1型）、Carney综合征相关。肾上腺皮质腺癌直径多大于6cm，重量一般超过100g；形状常不规则，没有完整的包膜；切面呈粉红色，常有出血坏死灶；细胞形态似致密细胞。早期可出现向肺（71%）、淋巴结（68%）、肝（42%）、骨（26%）等部位转移。肾上腺皮质腺癌周围及对侧肾上腺都处于萎缩状态。

（3）原发性肾上腺皮质增生。

①ACTH-非依赖性肾上腺大结节增生（AIMAH）。AIMAH是库欣综合征的一种罕见的病因类型，原因不明，可能与异位受体表达或遗传有关。通常为双侧肾上腺大小不等结节样增生，结节直径可达4cm，双侧肾上腺重量多大于60g，可超过200g，平均重量为85～132g。结节切面金黄，无色素沉着，主要由透明细胞和致密细胞组成。AIMAH为良性病变，尚未发现恶变或转移报道。

②原发性色素结节性肾上腺皮质病（PPNAD）。PPNAD罕见。可单独存在，也可以伴随多发肿瘤综合征，即Carney综合征（斑点皮肤色素沉着、心脏和皮肤黏液瘤、多发的内分泌肿瘤）。后者为常染色体显性遗传，50%以上存在PRKAR1A基因异常。PPNAD患者双侧肾上腺外观仅轻度增大，但30%～40%大小基本正常，每侧重量为0.9～13.4g。切面多以深褐色或黑色色素沉着结节为其特征，结节间肾上腺皮质大多明显萎缩，髓质不受影响。

③纤维性骨营养不良综合征（McCune-Albrightsyndrome）。此类型罕见。由于GNAS1基因合子后激活突变导致细胞内cAMP（环磷酸腺苷）堆积，依赖cAMP作用的受体［如ACTH、TSH、LH（黄体生成素）、FSH（尿促卵泡素）受体］被激活，导致肾上腺或多个内分泌腺体功能亢进。常于出生后几周发病。肾上腺病理表现同AIMAH。

上述病理状态的共同病理生理结果是肾上腺分泌过量皮质醇，而致脂肪代谢和分布异常，蛋白质合成代谢下降，分解代谢加速，负氮平衡，糖原异生增加，对葡萄糖的摄取和利用减少等物质和电解质代谢异常。

（4）假性库欣综合征。

在一些情况下，下丘脑-垂体-肾上腺轴可出现功能过度活跃，导致生理性皮质醇升高，伴或不伴库欣综合征的临床症状或体征，可见于妊娠、精神疾病（抑郁、焦虑、强迫性障碍）、酒精性依赖、糖皮质激素抵抗病态肥胖症、控制不良的糖尿病、生理应激等。

2. ACTH依赖性

（1）库欣病。

最常见病因是垂体ACTH微腺瘤（80%~90%），少数是垂体ACTH细胞增生（0~14%）。垂体肿瘤平均直径6mm，过多ACTH使双侧肾上腺皮质弥漫性增生（束状带为主），但20%~40%可为结节状增生，双侧肾上腺重12~24g。

（2）异位ACTH综合征。

所谓异位，即病变部位不在大脑中枢的垂体。机体其他部位的病变导致分泌的ACTH增多，刺激双侧肾上腺皮质增生，皮质醇水平增加抑制下丘脑CRH合成和分泌，减弱其对垂体促激素的调节作用，垂体ACTH合成反而减少了，垂体也萎缩了。异位ACTH综合征最多见于小细胞肺癌（约50%）、胰岛细胞肿瘤（约10%）、胸腺瘤（约10%），其他还有支气管类癌、甲状腺髓样癌、嗜铬细胞瘤、神经节瘤、神经节旁瘤、神经母细胞瘤、胃肠道恶性肿瘤、卵巢或睾丸的恶性肿瘤等。异位ACTH综合征的肾上腺皮质的病理改变和库欣病相同，但增生程度更明显，双侧重量20~30g。

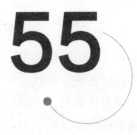

只查皮质醇指标，为什么医生要在一天内抽几次血化验？

有些患者就医时，医生考虑其患库欣综合征，需要进行检查确诊，抽血化验是少不了的。但患者发现其中血浆皮质醇的检查一天内上午、下午、凌晨要各进行采血检查一次，他们不免会因采血的频繁而产生焦虑，心里也往往会有这样的想法和疑问：是不是我的病很严重，所以要采血这么多次？或是采这么多血，会不会对我的身体造成不良影响？

下面简述我们的身体是如何调节皮质醇分泌的。

肾上腺皮质激素的调节：皮质醇的分泌受下丘脑-垂体-肾上腺皮质轴的调节，是一种多回路的自动调控系统。下丘脑室旁核的小细胞神经元合成促肾上腺皮质激素释放激素（CRH），CRH通过门静脉转运到垂体前叶，和垂体ACTH细胞膜上的特异受体结合诱导垂体前叶ACTH细胞合成分泌ACTH。ACTH是重要的促进皮质醇合成和分泌的直接调节激素，可以和肾上腺皮质细胞膜上的特异受体结合，通过一系列反应加速皮质醇合成。由于CRH是脉冲式释放，所以ACTH和肾上腺皮质醇也呈脉冲式释放，而且这种脉冲式释放是同步的。

皮质醇的分泌具有明显的昼夜节律变化，分泌的峰值在上午8~9时，之后逐渐下降，到凌晨0时左右数值最低。正是由于皮质醇的脉冲式分泌及其昼夜变化，血浆皮质醇的单次测定的意义不大，而要测它的一天内不同时间段的峰值。正常皮质醇节律为上午8～9时血浆皮质醇为442±276nmol/L（16±10μg/dL），下午3～4时为221±166 mmol/L（8±10μg/dL），凌晨0时为121.4～303.6 mmol/L（4.4～11μg/dL）。库欣综合征患者会出现皮质醇节律紊乱，早晨8时血浆皮质醇水平可能高于正常，也可能在正常范围，晚上及午夜后低于正常不明显，甚而较午后水平为高。另外有一些因素也会干扰检查结果，例如库欣综合征患者凌晨0时血皮质醇应不大于138nmol/L，但是，如果受试者睡眠不好或取血不顺利，正常人也可大于138nmol/L。妊娠及服用含雌激素药物的妇女，其血浆皮质醇总量都会上升。

另外，在对库欣综合征定性诊断和病因分型诊断时，会进行小剂量地塞米松试验和大剂量地塞米松试验，在口服或注射地塞米松后也需要采血观察血浆皮质醇的变化。

由于皮质醇分泌具有昼夜节律变化的特点，所以抽血不光检查皮质醇数值的变化，更重要的是关注其分泌节律有无改变。另外，对于多次抽血会不会影响到身体做一简单回答：绝对不会。举个例子，献血时一次抽血200mL，身体较强壮的人一次献血400mL，都对身体都没影响，反而会促进机体造血。而所有采血检查加起来也不过十几毫升，当然不会对身体有影响了。

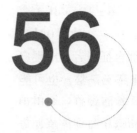

尿液检测皮质醇，可代替抽血化验吗？

血浆皮质醇检测和尿皮质醇检测，两者有什么区别呢？

皮质醇分泌入血后，在人体外周血中大部分是以和血浆蛋白结合的形式存在的，结合型的皮质醇并无生物活性，但结合型可以转化为游离型，游离型有生物活性。皮质醇在外周血中90%以上是结合型，其中80%和皮质类固醇结合球蛋白（CBG）结合，10%和血浆白蛋白结合。肝脏是皮质醇降解代谢的主要场所。约1%的皮质醇分泌量以游离及未经代谢的形式从尿中排出。

考虑库欣综合征患者首先要进行定性诊断，即判定疾病的性质，看看是不是患有该病。定性诊断的方法最重要的就是血浆皮质醇的测定、24h尿游离皮质醇试验，以及小剂量地塞米松试验。相对于血浆皮质醇的检测，24h尿游离皮质醇不受CBG浓度的影响，也不受血浆皮质醇随昼夜节律上下波动的影响，所以能客观地反映皮质醇的分泌量。如果患者有库欣综合征的临床表现，同时24h尿游离皮质醇大于正常值的5倍，无须其他检查即可确诊库欣综合征。如果小于5倍，那么需要结合小剂量地塞米松试验确诊。

那为什么不能用24h尿游离皮质醇取代抽血检查呢？因为深夜血浆皮质醇如果大于50nmol/L（1.8μg/dL），也有确诊意义，而且尿游离皮质醇检测并不能反应皮质醇昼夜节律的异常。如果24h尿游离皮质醇检测正常，就需要进行小剂量地塞米松或深夜血浆皮质醇浓度检测来确诊。所以，两种途径的检测方法互为补充，目的都是为了定性诊断。

在24h尿游离皮质醇检测中也要注意以下问题：①妊娠妇女在行24h尿游离皮质醇检测时，不能做小剂量地塞米松试验，而且结果需大于正常3倍才有意义。②肾功能衰竭的患者，肌酐清除率小于60mL/min，尤其小于20mL/min时，尿液中排泄的皮质醇会减少，就需要依靠血浆皮质醇检测和小剂量地塞米松试验来进行诊断。

地塞米松在库欣综合征手术中必不可少吗？

库欣综合征准备手术的患者在手术前一天会发现，护士会为他注射一支地塞米松针，手术当天的术前又打了一针。患者往往会疑惑地问：为什么要给我打地塞米松？

首先，术前注射地塞米松是进行库欣综合征相关手术术前准备非常重要的一环，良好的术前准备是手术成功的前提，能增强患者对麻醉和手术的耐受能力。其次，如果不进行这一术前准备，手术中或手术后会出现急性肾上腺皮质功能衰竭（肾上腺危象）的并发症，严重者会危及生命。

库欣综合征的病因包括：①肾上腺皮质自主分泌皮质醇的肿瘤，如肾上腺皮质腺瘤（约占20%）、肾上腺皮质癌（约占5%），此组肿瘤的生长和分泌功能为自主性，不受垂体促肾上腺皮质激素（ACTH）的控制。②垂体或其他脏器分泌过量ACTH使肾上腺皮质增生，从而分泌过量皮质醇。急性肾上腺皮质功能减退时，体内的肾上腺就不能产生正常量的皮质醇，应激时更不能相应地增加皮质醇的分泌，因此产生一系列肾上腺皮质激素缺乏的急性临床表现：高热、胃肠道功能紊乱、循环虚脱、神志淡漠、精神萎靡或躁动不安，谵妄，甚至昏迷，称为肾上腺危象，需要抢救，严重时危及生命。

手术本身就是一种应激，这时我们的身体需要糖皮质激素来对抗，并且需要比平常更多的激素。肾上腺切除的手术就是切除分泌过多皮质醇的肾上腺肿瘤及组织，切除之后，没有分泌糖皮质激素的来源，而我们又需要糖皮质激素，这时就会出现肾上腺危象。所以我们术前准备中非常重要的一步就是补充糖皮质激素，最常用的药物就是地塞米松，以防止术中、术后出现肾上腺危象。当然，术后医生也会采用静脉输液或肌肉注射来补充糖皮质激素，待患者能口服之后则给予口服用药，同时给予检测血浆皮质醇和ATCH的浓度，一直到肾上腺皮质分泌功能恢复了才可渐渐停药，一般要半年以上。

患者入院进行治疗首先是对医护人员的信任，医生的责任就是在安全的前提下治疗患者的疾病。不只是手术，手术前的准备及术后的治疗护理同样重要，注射地塞米松就是此类手术前准备的一项重要工作，目的就是为了保护患者生命的安全。

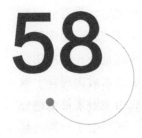

为什么库欣综合征的手术部位可能是肾上腺，也可能是脑部？

如果把库欣综合征看成汽车抛锚的话，那肾上腺的疾病就是轮胎故障，脑里的疾病就是发动机的故障，汽车抛锚是总称，原因不同，结果相同，都是汽车不能正常运行。库欣综合征也是如此，由于身体不同的器官功能障碍导致相同的症状，所以库欣综合征是这一类疾病的总称，含有肾上腺皮质腺瘤、肾上腺皮质腺癌、垂体性库欣综合征，异位ACTH增多症、结节性肾上腺皮质增生等。

最常见的库欣综合征是垂体性库欣综合征，也叫库欣病，约占本病总数的70%，内涵和库欣综合征不同，在概念上不能混淆。首先病因为垂体瘤或下丘脑–垂体功能紊乱，垂体分泌过多的ACTH，引起双侧肾上腺皮质增生而分泌过多的皮质醇；其次就是肾上腺皮质腺瘤，肾上腺皮质腺瘤是一种肾上腺皮质自主分泌皮质醇的库欣综合征，约占皮质醇症的20%。以上两种是临床中库欣综合征最常见的类型，因为垂体存在于我们在脑部，肾上腺位于我们肾脏上方，所以如果进行手术治疗，手术的部位当然是完全不同的。

治疗方面，医生会告诉患者库欣综合征的治疗要达到的几个目标：①将每天皮质醇的分泌量降至正常的范围。②切除任何有损健康的肿瘤和增生的组织。③不会带来永久性的内分泌障碍或缺陷。④尽量避免长期需要摄入激素来替代治疗。

目前临床对于库欣病首选的治疗方式是显微镜下经鼻经蝶窦垂体瘤切除术。这是一种微创手术，这种手术方式与经额垂体瘤手术相比具有不经颅腔、手术比较安全、能完全摘除限于鞍内的垂体瘤的优点。一旦切除腺瘤，患者的临床症状可获得缓解，甚至消失。当然，经鼻经蝶窦垂体切除的主要缺点是对大的肿瘤切除不完全，特别是向鞍上生长的肿瘤。

肾上腺瘤目前多采用腹腔镜下的肾上腺肿瘤切除术，而对于恶性的肾上腺皮质癌则首选根治性切除术。对于异位ACTH综合征，一般在控制皮质醇分泌的同时会积极治疗原发病灶，如果原发病灶难以处理或治疗效果不佳，也可以采取肾上腺全切术。

综上所述，就是因库欣综合征的病因不同，我们在治疗时会根据其病因采用不同的治疗手段或手术方式，更好地帮助患者康复。希望以上介绍对您理解手术部位的不同有所帮助。

59

肾上腺切除手术是无奈之举吗?

库欣综合征由于病因分类不同,治疗方案也不相同。但治疗遵循的原则和目标是一致的,包括:①原发肿瘤的切除。②高皮质醇血症及其并发症的及早有效控制。③减少永久性内分泌缺陷或长期的药物替代。原发肿瘤切除是对因治疗,控制高皮质醇血症及其并发症是对症治疗,有时在对因治疗(肿瘤切除)无效或复发时,不得不采取对症治疗,也就是肾上腺切除术。

我们再来看一下《中国泌尿外科疾病诊断治疗指南》里关于肾上腺全切除术的描述:肾上腺切除一般作为治疗促肾上腺皮质激素(ACTH)依赖性皮质醇症的最后手段,目的在于快速缓解高皮质醇血症。一般用于以下患者:①库欣病垂体瘤术后复发或放疗及药物治疗失败者。②异位ACTH综合征原发肿瘤寻找或切除困难,病情危重(如严重感染、心力衰竭、精神异常)者。

既然肾上腺全切除术可以快速地降低血浆皮质醇,那为什么不一开始就采用肾上腺全切术呢?如果是肾上腺的腺瘤、癌或肾上腺皮质增生,那么这时肾上腺切除术既是对病因治疗,也是首选治疗,也就谈不到最后手段的问题了。我们这里讨论的是作为ACTH依赖性皮质醇症的最终治疗方式,ACTH依赖性库欣综合征包括库欣病和异位ACTH综合征,垂体或其他脏器分泌过量ACTH使肾上腺皮质增生,从而分泌过量皮质醇。所以这时的对因治疗是对分泌过量ACTH的垂体或其他脏器治疗,肾上腺全切除术并不是首选的治疗方式。只有在原发肿瘤难以切除，或切除后无效或复发的情况下才不得已选择肾上腺全切术这种治疗方式。

下面再介绍一下目前常见的肾上腺切除手术方式和术中、术后存在的风险。

（1）肾上腺全切除术。此手术方法是治疗垂体性库欣综合征的经典方法。国外多采用双侧肾上腺全切除术，其优点是术后库欣综合征可立即获得缓解并避免复发，但存在的问题较多：①手术本身的风险较大，术中出血多，术后肾上腺危象的发生率较高，甚至危及患者生命。②术后肯定需要终生的激素替代治疗，如果用药调整不当，存在不可预测的治疗风险，停药或在应激情况下未能够及时加大皮质激素剂量都会诱发肾上腺危象。③手术切除的是肾上腺，垂体病灶还在，病因还在，随时会出现新的问题，甚至出现所谓的纳尔逊综合征（Nelson综合征）。Nelson综合征是指垂体性库欣综合征患者在双侧肾上腺切除术后，垂体ACTH瘤进一步长大，分泌大量ACTH，并出现显著的皮肤黏膜色素沉着等一系列症状的综合征。

（2）肾上腺次全切除术。即一侧肾上腺全切，另一侧大部分切除（切除90%～95%）。此手术方法为肾上腺全切术的改良术式，避免了终身服用激素的缺点，对大多数农村患者或不能长期坚持服用替代量的肾上腺皮质激素的患者较为适合。这种方法可使大多数患者的症状得到缓解。然而，切除多少为最佳，方案往往很难确定，个体差异很大。有些患者切除95%还复发；有些患者一侧全切、一侧切除80%则显示功能低下，垂体病变不能缓解，有10%左右患者出现Nelson综合征；有些患者再加垂体放射治疗，但效果仍不够满意。

最后为你做一个简单的小结，肾上腺全切除术一般是用来治疗ACTH依赖性库欣综合征的最后手段，而且术中、术后也有相当的风险，并不是首选的治疗方式，是我们在其他治疗手段无效的情况下不得已采取的一种治疗方案。

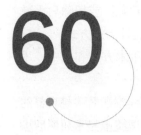

60

库欣综合征患者手术前要做哪些准备？

20世纪40年代以前，库欣综合征很少采用手术治疗。因为术后易出现肾上腺功能不全，病死率很高。20世纪40年代后，类固醇激素替代疗法的应用开启了该病手术治疗的新纪元。现在，外科治疗已成为库欣综合征的主要治疗手段。长期高皮质醇血症的存在对机体产生了严重的影响，增加了围手术期处理的风险和难度。其处理的特殊性突出表现在三个重要的方面，即围手术期类固醇激素替代治疗、术前高皮质血症的相关处理及术后并发症的防治。

约有80%的库欣综合征患者伴有高血压，而5%未经治疗的患者舒张压可大于100mmHg，可给予一种或几种药物联合控制血压。病灶切除，高血压完全缓解或部分缓解后，可减少用药或停用。

60%的库欣综合征患者存在糖耐量减低，约有1/3的患者有糖尿病，术前要求将血糖调整至小于8mmol/L，当大于10mmol/L后可考虑胰岛素治疗，病情平稳后再行手术。

对于血皮质醇较高，症状较严重的患者，可考虑先应用药物降低血肾上腺皮质激素的水平，以利于手术的顺利进行。常用的药物有两类：一类是皮质醇生物合成抑制剂，包括氨鲁米特、密妥坦、甲吡酮等；另一类直接作用于下丘脑-垂体水平，抑制ACTH的释放，包括赛庚啶、溴隐亭等药。对于高皮质醇血症引起的精神障碍，可使用美替拉酮，以利择期手术。

　　库欣综合征患者均存在水钠潴留、高血压、高血容量等改变，可加重患者的心脏负担，损害心肌功能，病程越长，损害越重。故术前应完善患者相关心血管疾病检查，以了解患者心脏储备功能和潜在的心血管疾病，确保手术顺利。另外要注意检查是否有Carney综合征的表现，尤其特别注意是否存在心脏黏液瘤的表现。有学者报道，心脏黏液瘤的发生率可达53%，是最严重的一种并发症，可导致5%的病死率。

　　库欣综合征患者免疫功能低下，组织愈合能力差，术后易继发感染，故术前预防性使用抗生素1~2天。如果体内已存在感染灶，应完全控制或治愈后方能手术。总之，库欣综合征的围手术期处理有其特殊性，内科、外科医生应通力合作，以保证手术的成功。

61

为什么肾上腺手术前激素分泌过剩，手术后还要补充激素？

肾上腺皮质腺瘤患者因腺瘤长期自主地分泌大量皮质醇，抑制了垂体ACTH分泌，导致对侧肾上腺和肿瘤侧腺体组织萎缩。一旦腺瘤摘除，血皮质醇水平明显下降而出现肾上腺皮质功能不全，甚至发生急性肾上腺危象，因此激素替代治疗是预防危象发生和等待垂体–肾上腺轴恢复的过程。此外，部分学者认为除皮质激素替代治疗外，术后使用ACTH促进萎缩的肾上腺恢复也是必要的。

术后皮质激素替代用药的具体方案各医院不尽相同，但基本规律是：术后第1～2天大剂量使用，手术应激过后逐渐减量，并由静脉给药在1周内逐步改为口服，口服激素持续时间因病种和术后具体情况而定，如肾上腺皮质腺瘤应维持6～12个月。停药指征：在上午8时测血皮质醇水平高于552nmol/L后可考虑停药。

若为肾上腺全切术后，需终生服药。具体用药的方案为：一种方案是术后24～48h给予氢化可的松，每天总量300～600mg，分次给药，以后逐步减量，至术后5～7天内改为口服制剂维持。另一种方案是使用醋酸可的松50mg，由术前每6h 1次肌肉注射，至术后24～48h内的每4h 1次，然后渐减用药频率，在1周内改为口服制剂维持。口服维持剂量为氢化可的松30mg/d，或泼尼松7.5mg /d，分上午8时和下午4时两次服用，维持6～12个月以等待垂体–肾上腺轴的功能恢复，停药前还可减少剂量。

　　肾上腺腺瘤患者术后也可加用ACTH 25～50mg，肌肉注射，每天2次，共5～7天。由于撤药过程中患者会有恶心、食欲缺乏、乏力、关节肌肉疼痛等不适，患者常不愿撤药。为避免这种情况出现，应鼓励患者逐步小量减药，不能操之过急，以免因肾上腺皮质不足而发生肾上腺危象。小剂量激素口服维持4周左右。减药通常根据患者的临床症状是否逐渐改善，血压能否维持于正常水平，血嗜酸细胞计数是否恢复正常及尿24h 17-羟皮质类固醇及17-生酮类固醇水平、血皮质醇含量是否恢复正常等指标来决定。功能性的肾上腺皮质肿瘤分泌大量皮质醇，导致垂体ACTH分泌细胞及对侧和肿瘤周围正常肾上腺处于高度抑制状态。肿瘤切除后，受抑制的垂体恢复分泌功能约需4个月，由ACTH刺激被抑制的肾上腺皮质恢复功能又需数月，故术后小剂量激素补充应该持续6～12个月。恢复期内一旦出现创伤、高热、感染等应激情况时还需加大激素用量。

62

什么是肾上腺危象？

危象，顾名思义，指危险的迹象，特指疾病症状突然加剧、危及生命的现象。肾上腺危象又称急性肾上腺皮质功能减退，指机体在不同原因作用下，肾上腺皮质激素绝对或相对分泌不足，而出现肾上腺皮质功能急性衰竭所致的临床症候群，是可能危及生命的内分泌急症。

其病因有：①慢性肾上腺皮质功能减退症（Addison病），因感染、创伤和手术等应激情况，或停服激素而诱发肾上腺皮质功能急性减退。②长期大量肾上腺皮质激素治疗。③做肾上腺切除术或肾上腺腺瘤摘除术后。④急性肾上腺出血，常见的为严重败血症，主要是脑膜炎双球菌败血症，引起肾上腺出血，与弥散性血管内凝血有关。其他细菌所致败血症、流行性出血热等也可并发肾上腺出血。⑤肾上腺皮质储备功能降低或先天性肾上腺增生症。

肾上腺危象的临床表现包括肾上腺皮质激素缺乏所致的症状，以及促发或造成急性肾上腺皮质功能减退的疾病表现。肾上腺皮质激素缺乏大多为混合性的，即糖皮质激素和盐皮质激素两者皆缺乏。具体的症状可以有如下的几个方面。

（1）发热多见，可有高热40℃以上，有时体温可低于正常。

（2）消化系统：早期的症状有厌食、恶心、呕吐等，如能及时识别，加以治疗，会很快好转。也可有腹痛、腹泻等症状。

（3）神经系统：软弱、萎靡、无欲、淡漠、嗜睡、极度衰弱状，也可表现为烦躁不安、谵妄、神志模糊，甚至昏迷。

（4）循环系统：心率过快，可达160次/min，四肢厥冷，血压下降，陷入休克。

（5）脱水症状常不同程度存在。

（6）其他继发性肾上腺皮质功能减退时，患者肾素-血管紧张素-醛固酮系统相对正常，低血容量少见，一般很少会引发危象，但低血糖昏迷较常见，可伴有低钠血症。患者常伴其他垂体前叶激素缺乏的症状。若危象系垂体肿瘤所致的垂体卒中诱发，患者可有剧烈的头痛、视野缺损及视力急剧下降，在合并感染、手术和创伤等应激下，可有低血压、休克的表现。

根据病因、临床表现及实验室检查即可做出诊断。下列情况应想到肾上腺危象诊断可能：①当前疾病难以解释的脱水、低血压、休克。②在疲劳、厌食、体重降低的基础上出现急腹症。③无法解释的低血糖，其可能是继发性肾上腺皮质功能衰竭唯一异常的表现。④无法解释的高热、低体温。⑤低钠血症、高钾血症及其他生化异常，包括氮质血症、高磷血症、低氯血症、高钙血症及低蛋白血症等。实验室检查主要是血浆皮质醇水平低下。在原发性肾上腺危象者，ACTH升高、肾素-醛固酮水平降低；继发性肾上腺危象者ACTH降低，醛固酮分泌能力正常。⑥ACTH兴奋试验是最具诊断价值的检查，用来检测肾上腺对外源性ACTH的反应能力。

治疗目标为：去除诱因，纠正血压，恢复循环容量；补充适当的糖皮质激素及盐皮质激素；纠正水、电解质平衡。生命体征不稳定的患者应收入重症监护病房。

临床高度怀疑肾上腺皮质危象时，应在收取血液标本送检皮质醇、ACTH后立即开始治疗。治疗的根本目标是保持循环中有充足的糖皮质激素及补充钠离子和水的不足。治疗包括静脉输注大剂量糖皮质激素、纠正低血容量和电解质紊乱、去除诱因及全身支持治疗。具体步骤如下。

（1）首先静脉输注5%葡萄糖盐水溶液，并静脉推注氢化可的松，随后按10mg/h的速率持续输注。另外一种的给药方法是每隔6h静脉应用氢化可的松，第1个24h总量为300~400mg，多数患者于24h内病情得到控制。随着危象状态的改善，氢化可的松的剂量可逐渐减量。若患者病情稳定可以进食，药物可改为口服。病情稳定者在4~7天后渐减至维持量。

（2）每天50mg以上的氢化可的松可起到盐皮质激素的效应相当于0.1mg的氟氢可的松。因此，急性阶段补充盐皮质激素是多余的，但随着病情的改善，糖皮质激素剂量逐渐减至维持量，可根据需要开始盐皮质激素治疗，口服氟氢可的松。

（3）对于低血压、低钠患者，需要在持续心电监护下静脉补充大量等渗液或5%右旋糖酐，第1个24h补充葡萄糖盐水溶液2 000~3 000mL，多巴胺等收缩血管的药物可用于严重情况下，辅助扩容。同时需调整电解质，注意预防、纠正低血糖发生。

（4）肾上腺危象患者常有感染、外伤等诱因存在，诱因未消除者病情难以控制，病程中应积极控制感染等诱因，同时给予全身支持治疗，以度过危重阶段。

63

库欣综合征患者术后为何还要定期随访？

随访是医院根据医疗、科研、教学的需要，与诊治后的患者保持联系或要求患者定期来医院复查，对患者的疾病疗效、发展状况继续进行追踪观察所做的工作，又称作随诊（follow up）。简单地说，就是在诊治后，对患者继续追踪、查访。

库欣综合征患者建议术后随访，其原因主要有如下几点。

（1）由于长期高皮质醇血症，患者术前大多会有高血压、糖耐量降低、高脂血症、骨质疏松和高凝状态等，有的还有伴精神认知障碍。因此，术后需长期随访，调整降压药物、降脂药物的剂量，监测糖耐量和凝血状况。

（2）肾上腺皮质腺瘤患者因腺瘤长期自主性的分泌大量皮质醇，抑制了垂体ACTH分泌，导致对侧肾上腺和肿瘤侧腺体组织萎缩，术后需监测下丘脑-垂体-肾上腺轴功能状态，调整激素替代剂量。

（3）观察肿瘤有无残留和复发。据统计，肿瘤的复发率为15%～20%。

（4）对于隐匿性异位ACTH患者，需继续寻找原发肿瘤。

随访内容主要包括临床表现、生化指标（血常规、血糖、电解质、血脂等）、激素水平（ACTH、午夜血浆或唾液皮质醇等）、影像学检查（CT/MRI）等。

具体随访方案为：

（1）推荐术后10~14天复查血尿生化及激素指标。术后2周内血浆皮质醇低于50nmol/L（1.8μg/dL）是库欣综合征缓解的最佳指标。

（2）每3个月检查激素水平，并结合临床症状判断下丘脑-垂体-肾上腺轴功能状态，决定糖皮质激素剂量及停用与否。激素替代一般需维持6个月以上，此后6~12个月复查1次。

（3）库欣综合征需随访10年以上，肾上腺瘤需随访5年以上，异位ACTH综合征、肾上腺皮质癌等需终生随访。

64

库欣综合征的治疗药物有哪些?

长期以来,对大多数库欣综合征患者来说手术治疗才是一线的、彻底的治疗方式,药物治疗属于二线治疗方式。药物治疗通常用于已接受放疗但尚未起效的患者、病情严重(例如感染、重度肌无力等)患者的术前准备,以及无法接受手术治疗或手术失败的患者。因药物治疗副作用大,效果不稳定,临床很少长期单独采用药物治疗。

目前,治疗库欣综合征的药物可分为3类:①肾上腺阻断药物,作用于肾上腺。②神经调节药物,作用于垂体,抑制ACTH的合成。③糖皮质激素受体拮抗剂。下面分别说明。

(1)肾上腺阻断药物主要包括美替拉酮(甲吡酮)、酮康唑、氨鲁米特、密妥坦和依托咪酯等。此类药物通过抑制类固醇合成酶的活性而发挥作用,尤其适用于术前、术后有严重皮质醇升高的患者,放射治疗起效前也常用它来控制病情。但使用这类药物时需要注意监控药物副作用的发生,必要时需糖皮质激素替代治疗。其中美替拉酮、酮康唑、氨鲁米特能通过抑制皮质醇合成酶起作用,起效快速,但库欣综合征患者使用后可能出现ACTH的过量分泌(所谓的逃逸现象)。副作用包括头痛、头晕、胃肠道反应、肝功能损害等,最常用者为美替拉酮和酮康唑。依托咪酯与酮康唑相似,对于严重的高皮质醇血症需要紧急控制者有效,但镇静作用和静脉给药限制了其应用。密妥坦为对抗肾上腺素类药物，引起线粒体变性，肾上腺皮质萎缩坏死，即药物性肾上腺切除。密妥坦起效缓慢，主要用于肾上腺皮质癌术后及不能手术者，可以减少其75%的皮质醇水平，并使30%的患者瘤体暂时减小。

（2）神经调节药物主要包括溴隐亭、罗格列酮、奥曲肽、卡麦角林等。此类药物主要作用是抑制ACTH合成。溴隐亭、罗格列酮、奥曲肽临床效果不肯定，但卡麦角林可使60%的库欣综合征患者皮质醇分泌下降，40%降至正常，30%以上可长期控制，可抑制纳尔逊综合征ACTH的分泌，可能是治疗库欣综合征最有希望的药物。卡麦角林可与多巴胺受体结合，主要发挥神经递质及控制激素分泌等作用。少数接受卡麦角林治疗的患者还会出现无力、低血压、头晕、恶心等症状，但大多不严重。未来我们还需要做规模更大的多中心研究来证实卡麦角林的疗效与安全性。

（3）米非司酮通过与糖皮质激素受体和孕激素受体结合，拮抗皮质醇与孕激素的作用。此外，它还有轻微的抗雄性激素功能。米非司酮能够迅速改善库欣综合征的体征和症状，可较快缓解库欣综合征的急性并发症，如精神病等；在难治性（对其他治疗无效或不耐受）库欣综合征中也有不错的疗效；合并有2型糖尿病的库欣综合征患者在接受米非司酮治疗后代谢也会改善。此外，在米非司酮治疗24h后，患者的生活质量会有显著的提升。但由于该药物的外周受体拮抗作用，皮质醇无法对上游激素发挥正常的负反馈作用，导致ACTH和皮质醇浓度升高，因此也限制了其在库欣综合征中的应用。米非司酮还有一个缺陷是缺乏可靠的生化参数指导剂量的调整，而不适宜的剂量使用可能会导致肾上腺皮质功能不全，需要停药及糖皮质激素替代治疗。米非司酮的常见副作用还包括乏力、头痛、胃肠道不适等，在治疗过程中药物可能会激活盐皮质激素受体，从而引起或加重低钾、高血压、水肿的症状，在女性患者中还会出现子宫内膜增生的症状。

　　总之，随着我们对库欣综合征发病机制的不断深入了解，未来会有越来越多有效的药物面世，辅助手术治疗提升疾病的治愈率、缓解率，降低复发率。将来，药物治疗还可能代替手术治疗成为库欣综合征的一线疗法。

库欣病和库欣综合征是一回事吗?

　　1932年,美国著名的神经外科医生哈维·库欣(Harvey Cushing)发现了一种罕见但严重的神经内分泌疾病,这种疾病由大脑垂体上的一种良性肿瘤引起,最终可导致体内皮质醇激素水平升高,从而带来临床症状,危及生命,这种神经内分泌疾病就是库欣病。后人为了纪念哈维·库欣医生在垂体瘤疾病领域的这一重大发现,将4月8日定为国际库欣病日,并将该疾病以哈维·库欣医生的名字来命名。

　　库欣病是库欣综合征大家族里的一员。我们先引用下面一组数据来初步了解这个病的发病情况:每百万人中就会有1~2人患有库欣病;本病常发生于20~50岁人群;女性更易患库欣病,患病率是男性的3倍;患者发现症状后的平均诊断时间为6年;库欣病患者的死亡率是一般人群的4倍。

　　在我们认识库欣病之前,我们先了解一个我们既爱又恨的家伙:ACTH。ACTH的中文名字是促肾上腺皮质激素(adreno-cortico-tropic-hormone),它是维持肾上腺正常形态和功能的重要激素。该激素的合成和分泌是大脑的垂体前叶在下丘脑促皮质素释放激素(CRH)的作用下,在腺垂体嗜碱细胞内进行的。ACTH主要作用于肾上腺皮质束状带,刺激糖皮质类固醇的分泌。ACTH的分泌过程是一阵一阵进行的,也就是所谓脉冲式的和应变的,释放的频率和幅度与昼夜交替节律性相关,总的趋势是清晨觉醒之前血液中ACTH水平出现高峰，半夜熟睡时则为低潮。应激情况下，如烧伤、损伤、中毒，以及遇到攻击使全身做出警戒性反应时，ACTH的分泌增加，随即激发肾上腺皮质激素的释放，增强抵抗力。临床上可用于抗炎症、抗过敏等。如果机体组织长期处于于异常增高的糖皮质激素的环境下，会引起一系列临床症状和体征。

库欣病最常见病因是垂体ACTH微腺瘤（80%～90%），少数是垂体ACTH细胞增生（0～14%）。垂体肿瘤直径平均6mm，过多ACTH使双侧肾上腺皮质弥漫性增生（束状带为主），但20%～40%可为结节状增生，双侧肾上腺腺体的重量可以为正常的1.5～2倍（达到12～16g），严重时是正常重量的3倍以上（24g以上）。库欣病长期而轻微地分泌过量的ACTH，临床表现取决于皮质醇增多症的程度、持续时间及是否伴有雄性激素的增多，长期缓慢发生向心性肥胖、满月脸、紫纹、肌肉萎缩、月经异常、腰背疼痛、抑郁、性欲减退和阳痿。

简言之，库欣病是由于"上级部门"出现问题，不断指派过量任务给"下级组织"，造成"下级组织"膨胀。下丘脑-垂体-肾上腺轴的分泌是有昼夜节律的，但是，库欣病患者的ACTH分泌增加是其分泌脉冲的幅度增大所致，而不是脉冲次数增多导致皮质醇分泌昼夜节律消失。患者清晨的时候ACTH和皮质醇可能正常，晚间反而可能明显升高。

库欣病的诊断复杂，临床医生需要经过严格而完善的内分泌及影像学检查后方能初步确定该病的诊断，并最终需经过手术获取病理标本后方能确诊。通常，诊断库欣病分为三步。

（1）确立库欣综合征的诊断。首先我们怎么发现它，包括向心性肥胖、糖尿病、高血压、皮肤紫纹等，建立起库欣综合征的初步诊断。进而行各项筛选性的生化检查，包括24h尿游离皮质醇测定、小剂量地塞米松抑制试验、血皮质醇水平及昼夜节律测定，午夜唾液皮质醇水平测定等。

（2）明确库欣综合征的病因。应首先测定血浆中ACTH的值，以确立ACTH依赖性库欣综合征的诊断。确定ACTH依赖性库欣综合征的诊断后，即应该进一步鉴定血浆的高ACTH水平是垂体来源的或是非垂体来源的，此时应进行的检查包括大剂量地塞米松试验、促肾上腺皮质激素释放激素刺激试验等。

（3）明确病灶位置。明确垂体源性ACTH增高症的诊断后，即应行各种影像学检查明确病灶位置，以指导手术治疗，影像学检查包括头颅MRI检查、正电子发射断层成像（PET）检查等。

库欣病的治疗，目前有手术治疗、放射治疗、药物治疗三种方法。经鼻经蝶窦手术被认为是首选的治疗方法。该术式的治疗目标在于完全切除垂体病灶，恢复正常的皮质醇水平而不致引起垂体功能低下。

总之，库欣病是一种严重的神经内分泌疾病，约占所有内源性库欣综合征的70%。未经治疗的库欣病预后不良，常由于严重的心血管并发症及代谢异常使得致残率和致死率成倍增加，5年生存率仅约50%。早诊断、早治疗至关重要。经有效的治疗后，库欣病患者致残率及致死率可显著下降。

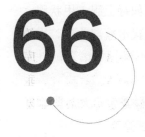

66

垂体切除术能彻底治疗库欣病吗？

垂体是人大脑中最重要的内分泌腺体，它分泌的激素对其他腺体有着直接支配作用。库欣病是由于垂体出了问题而导致的疾病，所以治疗库欣病关键就在垂体。

库欣病是专门指垂体性的皮质醇增多症，其病因为垂体瘤或下丘脑-垂体功能紊乱，垂体分泌过多的促肾上腺皮质激素（ACTH），引起双测肾上腺皮质增生而分泌过多的皮质醇。

垂体是肾上腺的"上级部门"，可以控制肾上腺的功能，肾上腺又反过来对垂体有一定的影响。正常人体皮质醇的分泌受下丘脑-垂体-肾上腺皮质轴的调节，ACTH直接作用于肾上腺皮质调节皮质醇的合成和分泌，而ACTH又受到下丘脑释放的促皮质激素释放激素（CRH）和垂体释放的调节。当外周血皮质醇浓度升高时，皮质醇反过来可以抑制垂体ACTH的释放，皮质醇浓度低于正常时，垂体ACTH的分泌就增加，这是皮质醇对ACTH的一种负反馈调节。皮质醇对于下丘脑的CRH分泌、ACTH对CRH的分泌，也存在类似的负反馈调节。

库欣病发病原理比较复杂，治疗有多种手段，但目前还没有理想的方法。如果临床检查发现蝶鞍扩大、肿瘤增大压迫视交叉引起两颞侧偏盲，或肿瘤增大压迫其他脑组织出现局部占位性症状，或怀疑垂体有恶性肿瘤，可以考虑垂体切除术。如果手术中垂体肿瘤切除不彻底，皮质醇增多症症状将不能缓解，而且由于垂体切除后多数病例出现垂体功能低下，例如肾上腺、甲状腺、性腺功能都会出现减退，还需要进行激素替代治疗。此外，垂体切除术后也有可能出现尿崩症，由于疗效不确切及诸多的并发症，目前已不推荐该手术方式。

既然垂体切除术并发症多，也不能彻底治愈库欣病，那么还有哪些治疗方法可以选择呢？

（1）目前临床上对于库欣病首选的治疗方式，是显微镜下经鼻经蝶窦垂体瘤切除术。这种手术方式比经额垂体瘤手术具有不经颅腔、手术比较安全、能完全摘除限于蝶鞍内的垂体瘤的优点。一旦切除腺瘤，患者的临床症状可获得缓解，甚至消失。该手术初始缓解率可达60%～80%，长期的完全缓解率50%～60%，术后有20%概率复发，手术后垂体激素缺乏率达50%。

（2）垂体放疗作为库欣病的次选治疗方式，对于垂体肿瘤手术无效或复发的患者，如不能进行再次手术，则可选择垂体放疗，放疗后缓解率可达30%，术后也可能出现垂体功能低下。

（3）如果经鼻经蝶窦垂体瘤切除术失败，或者是无手术指征，且库欣病病情比较重不得不处理的时候，医生可能会采取一个不得已而为之的方法就是肾上腺切除术，术后进行垂体的放疗。这个方法也算是垂体性皮质醇增多症的经典治疗方法，虽然术后的皮质醇增多症可以得到快速的缓解，但也是有争议的方法。

（4）药物治疗。药物治疗仅仅是辅助治疗，一般用于术前准备或是存在手术禁忌证的患者，或其他治疗方式无效的患者。药物治疗有两类可供选择：①肾上腺素能阻断药物，主要作用于肾上腺，常用的有美替拉酮（甲吡酮）、酮康唑、氨基异眠能、密妥坦、依托米酯等。②神经调节药物，主要作用于垂体，抑制ACTH的合成，包括溴隐亭、罗格列酮、奥曲肽、卡麦角林等。

以上介绍的垂体和库欣病的关系，以及库欣病的治疗流程和方式，如果觉得难以理解的话，下面总结一张治疗流程图（如图

7），供你参考，希望对你了解库欣病有所帮助。

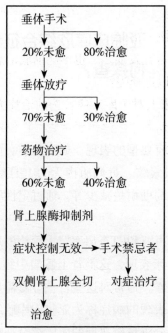

图7　库欣病治疗程序

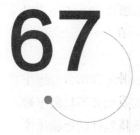

亚临床库欣综合征看似隐形，如何探查？

库欣综合征具有典型的表现，如多血质、满月脸、水牛背、向心性肥胖、皮肤紫纹、近侧肌肉无力、月经不调、痤疮、多毛、骨质疏松和葡萄糖耐量减少等。通过定性诊断和定位诊断可以确诊。

其实，通过超声波和CT查出有肾上腺瘤的患者，可能缺乏库欣综合征的典型临床表现，这类肾上腺瘤中约20%的患者腺瘤可自主分泌糖皮质激素，通常对这些自主分泌糖皮质激素而没有典型库欣综合征临床表现的病症称为亚临床库欣综合征。这些患者体内的糖皮质激素分泌量较典型的库欣综合征患者少。然而详细的问诊和仔细体检可以发现激素分泌过多的有关证据，如近年体重增加、皮肤萎缩、脸部不断增大、高血压、肥胖等。

亚临床库欣综合征怎么定义呢？主要符合以下2个特点：①不具备激素过多的临床表现。②至少有下丘脑–垂体–肾上腺轴中的2个异常，虽不具典型库欣综合征表现，但肥胖、高血压和2型糖尿病常高发。

典型的库欣综合征在普通人群中的流行情况前文中已有描述，我们还了解到，大约85%的病例是促肾上腺皮质激素（ACTH）增高所致，称为垂体性库欣综合征。非ACTH依赖性即肾上腺库欣综合征占所有库欣综合征的15%，这些病例中50%是由肾上腺瘤或肾上腺癌引起的。而亚临床库欣综合征要比典型库欣综合征发病率高。在偶然发现有肾上腺肿瘤的患者中，5%~20%可诊断为亚临床库欣综合征。亚临床库欣综合征在肾上腺相关的疾病中是占一定比例的。

那么，亚临床库欣综合征是否都是肾上腺肿瘤或结节、增生导致的呢？有研究表明，亚临床库欣综合征的发病并不局限于被查出有肾上腺瘤的患者。现在已发现一种食物依赖性的亚临床库欣综合征，这类患者双侧肾上腺均有巨大的结节状肿块，不依赖ACTH，口服葡萄糖耐量试验发现血浆中皮质醇浓度显著增加。有学者研究发现，在患有1型糖尿病、血糖控制较差的患者中，用地塞米松抑制试验来筛选，可发现患有亚临床库欣综合征的患者，这类患者往往通过手术可以治愈。

其他人群也不例外。国外学者Landdes等通过对患有原发椎骨骨质疏松症的女性和健康的绝经后女性进行地塞米松抑制试验，调查亚临床皮质醇增多症，其中15.4%的受试对象服用地塞米松后皮质醇水平超过正常控制水平（20μg/L或54nmol/L）。这些受试者中有3名通过肾上腺造影查出有单侧的ACTH非依赖性腺瘤，其中2名患者进行了单侧肾上腺切除术。据此，研究人员推测亚临床库欣综合征也存在于其他人群中，诸如高血压患者、患功能性雄激素过多症的女性等。

意大利国家肾上腺瘤研究组发现，在肾上腺肿瘤患者中约42%患高血压，28%患肥胖，10%患有糖尿病。其他研究者也收集到类似的数据，在患有非功能性肿瘤的患者中患高血压、肥胖及糖尿病的比例分别为46%、36%和21%，有亚临床库欣综合征的患者患高血压、肥胖和糖尿病的概率与上述相当或稍高。

地塞米松抑制试验是临床上用来找出患者的自主性皮质醇分泌规律的诊断方法。因为肾上腺也可以分泌皮质醇，所以临床上更倾向较高剂量的地塞米松试验（一般用3mg地塞米松，而不是1mg或2mg），以减少假阳性结果。血浆皮质醇水平大于

30mg/L 者需做进一步测定，其中包括大剂量地塞米松抑制试验（8mg）、促肾上腺皮质激素释放激素（CRH）试验和对昼夜皮质醇节律的分析。如果血浆中的皮质醇浓度不能被大剂量地塞米松抑制，那么可诊断为亚临床库欣综合征。

有人对患有肾上腺肿瘤患者进行了分段的内分泌学研究，以对亚临床库欣综合征的诊断及程度进行评价。①筛查试验：地塞米松抑制之后血清中皮质醇浓度（23：00口服3mg地塞米松）。②确认试验：通过大剂量（8mg）地塞米松抑制作用进行确认。③亚临床库欣综合征程度的评价：CRH试验过程中血浆ACTH、血清游离皮质醇的检测，皮质醇分泌的昼夜节律。

那么，亚临床库欣综合征需要治疗吗？需要手术吗？

按照一般的治疗原则，激素活跃的肾上腺肿瘤通过手术去除可以防止病态进一步发展。但对于患有亚临床库欣综合征的患者是否应该进行肾上腺切除术还存有疑问，因为随访的亚临床库欣综合征患者中发展为典型库欣综合征的病例较少，目前还缺乏针对保守治疗（不做肾上腺切除术）的亚临床库欣综合征患者的长期随访研究。

早期发现亚临床库欣综合征可得到早期治疗。但是对患有肾上腺肿瘤的亚临床库欣综合征患者，作单侧肾上腺切除术应慎重。因为有报道指出患有亚临床库欣综合征的患者在手术后可发生肾上腺危象，甚至危及生命。

对于患有亚临床库欣综合征并且血浆ACTH水平较低和尿中游离皮质醇水平升高的患者应考虑手术，因为其发展成为典型库欣综合征的风险较大。具有正常血浆ACTH水平并且尿游离皮质醇正常的患者，若符合下列条件之一者也应考虑实行肾上腺切除术：①年龄小于50岁。②最近患有可能与库欣综合征有关的代谢疾病（如高血压、肥胖、糖尿病）。③具有骨质疏松的表现。对于血浆ACTH浓度正常且无症状的患者和年龄大于75岁者，建议不实施手术治疗。

　　患者在围手术期，往往需要糖皮质激素替代治疗，该治疗应持续到排除患肾上腺皮质醇缺乏症之后为止。通常血浆ACTH浓度较低、对CRH不反应的患者术后肾上腺激素分泌不足，需要适当的替代治疗。血浆ACTH浓度低的患者术后极易患肾上腺危象，主要是由于糖皮质激素负反馈、ACTH抑制造成对侧肾上腺萎缩，或手术后伴随持续的皮质醇分泌过少所致，故应密切监测。临床实践证实，患亚临床库欣综合征的患者对糖皮质激素疗法的撤除不能早于典型库欣综合征者。

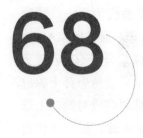

原发性醛固酮增多症有哪些类型？

"原醛症"是原发性醛固酮增多症的简称，它是由于肾上腺皮质分泌过多的醛固酮造成以高血压、低血钾、低血浆肾素活性和碱中毒为主要临床表现的症候群，又称Conn综合征（Conn为最先报道此疾病的医生）。不少人误认为原发性醛固酮增多症就是由肾上腺醛固酮瘤引起的，其实肾上腺醛固酮瘤只是原发性醛固酮增多症的一种常见类型。目前认为原发性醛固酮增多症可分为六种类型。

1. 特发性醛固酮增多症（IHA）

这是原发性醛固酮增多症最常见的类型。该类型占原发性醛固酮增多症的50%～60%，病因是双侧肾上腺皮质球状带增生而分泌过量的醛固酮。对血管紧张素敏感，肾素虽然受到过量醛固酮的反馈抑制，但肾素对体位改变等刺激仍然有反应。临床症状多不典型，与肾上腺醛固酮瘤相比较，特发性醛固酮增多症的醛固酮分泌水平及临床症状一般较轻。首选药物治疗。

2. 肾上腺醛固酮瘤（APA）

肾上腺醛固酮瘤一度被认为是原发性醛固酮增多症最常见的类型，随着检验手段的改进和提高，发现该类型占原发性醛固酮增多症的40%～50%，为原发性醛固酮增多症第二常见的类型。其病因是肾上腺皮质异常增生，局部形成腺瘤并具有自主分泌醛固酮的功能，且醛固酮的分泌不受肾素及血管紧张素的影响。

其中单侧腺瘤约占90%（以左侧居多），双侧约10%，肿瘤多呈圆形，切面为橘黄色，一般直径大小为1～2cm。腺瘤直径小于0.5cm者，常常很难与结节性增生鉴别；肿瘤直径大于4cm，则肾上腺醛固酮腺癌的可能性增加。肾上腺醛固酮瘤患者多具有典型高血压及低血钾的临床表现。首选手术治疗。

3. 单侧肾上腺增生（UNAH）

其比例很低，占原发性醛固酮增多症的1%～2%。病因多为单侧肾上腺或者以一侧肾上腺结节性增生为主，具有高血压、低血钾等原发性醛固酮增多症的典型表现，其临床症状严重程度介于肾上腺醛固酮瘤与特发性醛固酮增多症之间。首选手术治疗，临床上对患者行单侧肾上腺全切术后，高血压和低血钾可有长达5年的缓解。

4. 分泌醛固酮的腺癌（ACC）

肾上腺醛固酮腺癌非常少见，约占原发性醛固酮增多症的1%。肿瘤直径常常大于5cm，形态不规则，与周围组织和脏器边界不清楚，肿瘤内部多有坏死和钙化。除分泌醛固酮外，往往同时分泌糖皮质激素和性激素，所以临床上表现较为复杂。肿瘤发展快，手术、药物和放疗治疗的效果均不理想，预后差，术后容易复发。

5. 家族性醛固酮增多症（FH）

家族性醛固酮增多症占比不到1%。病因为染色体结构发生改变或者基因突变，因此具有遗传性及家族聚集现象。此种类型又分Ⅰ型、Ⅱ型、Ⅲ型共3型，其中，Ⅰ型又称糖皮质激素可抑制性醛固酮增多症（GRA），被认为是常染色体显性遗传。临床表现往往血压较高、血钾正常，在年轻时就有脑出血的风险。该型最主要的特点是常规降血压药物无效，但糖皮质激素治疗可维持血压和血钾正常。Ⅱ型也是一种常染色体显性遗传病，糖皮质激素治疗无效，而切除肾上腺则可治愈或者显著缓解高血压。Ⅲ

型极为罕见，其特点为双侧肾上腺的大量增生。该型患者多表现为儿童早期严重的高血压，伴有醛固酮水平显著升高、低钾血症和心脑血管、肾等靶器官损害，需要行双侧肾上腺切除。降压药物（包括螺内酯和阿米洛利）治疗对该病无效。

6. 异位分泌醛固酮的肿瘤

此型肿瘤罕见，包括异位肾上腺皮质瘤或者卵巢肿瘤（如畸胎瘤）分泌大量醛固酮所致的醛固酮增多症，宜选择手术治疗。

可见，原发性醛固酮增多症作为一种内分泌疾病，远不像平常的感冒、发烧一样简单，虽然它的病理生理变化及临床表现都是因为过量的醛固酮所致，但引起醛固酮增多的原因却有许多种。

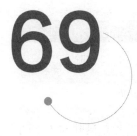

原发性醛固酮增多症是如何引起高血压病的？

中老年人群最常听说的疾病就是"三高症"，哪"三高"呢？"三高症"是指高血压症、高血糖症（糖尿病）和高脂血症，是现代社会常见的"富贵病"，可单独存在，也相互关联。如：糖尿病患者很容易同时患上高血压病或高脂血症，而高血脂又是动脉硬化形成和发展的主要因素，动脉硬化患者血管弹性差加剧血压升高。所以，出现这三种疾病中的任何一种，后期都易形成"三高症"。

血压是血液在血管内流动时冲击血管壁所引起的压力。当心脏收缩送出血液，血管所承受最大的压力，称为收缩压，俗称"高压"；当心脏放松时，血液因血管本身具有的弹性仍可继续向前流动，此时血管所承受最低的压力，称为舒张压，俗称"低压"。那什么是高血压病呢？通俗地讲，就是人体收缩压和舒张压升高的一系列改变。它不仅仅单指血压的升高，还指由此引起的人体心、脑、肾脏等重要器官的损害。

由于人的血压经常会受到各种因素（精神、年龄、环境等）的影响，所以高血压病的诊断标准也一直在变化。最新的诊断标准是：在尽量排除各种干扰因素的情况下，收缩压大于等于140mmHg或舒张压大于等于90mmHg（非同日3次测量），即可诊断为高血压病（如表7）。

表7　高血压病的诊断标准

类　别	收缩压/mmHg	舒张压/mmHg
正常血压	<120	<80
正常高值	120～139	80～89
高血压	≥140	≥90
1级高血压（轻度）	140～159	90～99
2级高血压（中度）	160～179	100～109
3级高血压（重度）	≥180	≥110
单纯性收缩期高血压	≥140	<90

　　高血压病可以分为两大类，即原发性高血压与继发性高血压。因继发性高血压的患者较少，人们通常讲的高血压病是指原发性高血压。原发性高血压虽然找不到特定原因，但仍有许多因素可能与其有关，例如遗传、体重过重、高脂血症、摄食过多钠盐、饮酒过度、抽烟、压力大、运动量不足等。继发性高血压病是病因明确的高血压病，当查出病因并有效去除或控制病因后，作为继发症状的高血压可被治愈或明显缓解。继发性高血压病在高血压人群中占10%～15%。常见病因为肾上腺性、肾实质性、肾血管性、内分泌性和睡眠呼吸暂停综合征等，由于精神心理问题而引发的继发性高血压也时常可以见到。高血压病是心脏病、脑卒中、肾功能衰竭等疾病的主要危险因素。

　　导致继发性高血压的罪魁祸首之一就是原发性醛固酮增多症。

　　什么是醛固酮呢？醛固酮由肾上腺皮质球状带细胞合成和分泌的一种盐皮质激素，主要作用于肾脏远曲小管和肾皮质集合管，增加对钠离子的重吸收和促进钾离子的排泄，也作用于髓质集合管，促进氢离子的排泄，酸化尿液。通俗一点说就是，醛固酮就是减少我们体内液体的排出，尽可能多地留住我们身体内的水和钠离子。原发性醛固酮增多症是由肾上腺皮质分泌过量醛固酮，并导致水钠潴留及体液容量扩增，继而引起血压升高，并抑制肾素-血管紧张素系统所致。过量醛固酮引起保钠排钾，细胞外液扩张，血容量增多，血管壁内及血循环钠离子浓度增加，血管对去甲肾上腺素的反应加强等而引起血压升高。

以往认为原发性醛固酮增多症占高血压病患者的0.4%~2.0%，近年发现高血压病患者中原发性醛固酮增多症患病率为10%左右，所以应该多加重视。

70

原发性醛固酮增多症患者有哪些临床表现？

　　高血压是原发性醛固酮增多症最常见的临床表现，其次是低血钾，除此之外，原发性醛固酮增多症患者还可出现夜尿增多、尿频、头痛、肌肉无力和抽搐、乏力、暂时性麻痹、手脚麻木、视觉障碍等不适。为什么原发性醛固酮增多症患者会出现这些症状呢？

　　适量的醛固酮能保证人体各方面机能正常运转，而原发性醛固酮增多症患者身上的病灶会分泌大量的醛固酮，远远超过正常水平，这些醛固酮导致人体内钾离子大量丢失，甚至造成低血钾。以前普遍认为低血钾是诊断的必要条件，也就是说即使高度怀疑某个患者患原发性醛固酮增多症，如果没有低血钾的表现，也不能确诊。但随着研究的深入，发现其实仅有9%～37%的患者会表现出低血钾，大部分患者在疾病早期的症状为高血压和正常血钾。换句话说，低血钾不是所有的原发性醛固酮增多症患者都会出现的症状，往往只有当病情特别严重或者疾病发展到一定阶段才会表现出来。

　　醛固酮保水保钠排钾，导致体内钠离子量增多、液体量增多、钾离子量减少。肾脏是人体内非常重要的脏器，它的基本功能是产生尿液，从而清除体内的一些代谢产物及某些废物、毒物，同时通过重吸收功能（排出去后又吸收回来）保留大量水分和其他有用物质，如葡萄糖、蛋白质、钠离子、钾离子等，以调节水电解质平衡及维持酸碱平衡。在肾脏重吸收之前的尿液叫作原尿，正常人每天形成的原尿约有180L，大概相当于9桶桶装水的量，其中绝大部分是水分，而通过重吸收后，实际上正常人每天排出的终尿量只有1.5L左右，这其实就是一个浓缩的过程。当体内钾低时，肾脏的浓缩功能会发生障碍，使患者出现夜尿增多和尿频的症状，很多患者可能不会意识到这些症状，需仔细询问才可得知。人体大量丢失钾后可引起一系列神经、肌肉、心脏和肾脏的功能障碍。如果原发性醛固酮增多症患者的低钾血症严重，则可出现头痛、肌肉无力和抽搐、乏力、暂时性麻痹、手脚麻木、视觉障碍等症状。如果患者的血钾正常，这些症状往往比较轻微或者不会出现。

要想治愈病症，最关键的问题是找到其源头，才能从根源上纠正！根据临床表现和特殊实验室检查，原发性醛固酮增多症的定性诊断并不困难。定位诊断包括肾上腺CT、双侧肾上腺静脉采血、基因检测等。需要与继发性醛固酮增多症相鉴别的疾病主要包括肾血管狭窄性高血压、恶性高血压、肾性高血压等。继发性醛固酮增多症血浆肾素活性及血管紧张素Ⅱ均明显升高，鉴别并不困难。确诊原发性醛固酮增多症后，根据具体的病因，可采用手术治疗或者药物治疗。

71

怎样判断高血压病是不是原发性醛固酮增多症造成的?

　　要想弄明白高血压病和原发性醛固酮增多症之间的关系,必须清楚下面三件事:一是原发性醛固酮增多症可导致高血压;二是原发性醛固酮增多症患者只占高血压病患者的一小部分;三是原发性醛固酮增多症导致的高血压病是继发性高血压病,可以缓解或者治愈。

　　原发性醛固酮增多症通过分泌过量的醛固酮,产生保水保钠排钾的作用,使全身血容量增加,血压升高。高血压是原发性醛固酮增多症最主要也是最先出现的症状。这种高血压一般不会很高,多在中等水平。但如果是年纪较小的患者,特别是儿童,容易出现血压特别高的情况,即恶性高血压。原发性醛固酮增多症患者的血压较难控制,因为一般的降血压药物疗效很差。

　　原发性醛固酮增多症患者表现为高血压,占高血压病患者的5%~12%。高血压病分成3级:1级高血压(轻度),收缩压140~159mmHg或舒张压90~99mmHg;2级高血压(中度),收缩压160~179mmHg或舒张压100~109mmHg;3级高血压(重度),收缩压大于等于180mmHg或舒张压大于等于110mmHg。原发性醛固酮增多症的患病率与高血压病的严重程度成正比,也就是说,越严重的高血压病患者,其中原发性醛固酮增多症患者所占的比例就越大。有研究表明,1级高血压病患者中原发性醛固酮增多症患者约占2%,2级高血压病患者中原发性醛固酮增多症患者约占8%，3级高血压病患者中原发性醛固酮增多症患者约占13%，而顽固性高血压病（难治性高血压）患者中原发性醛固酮增多症患者可占到20%。

原发性醛固酮增多症导致的高血压病存在明确的病因，所以这是一种继发性高血压病，而当有效去除或控制导致高血压病的病因后，作为继发症状的高血压病可被治愈或明显缓解。对于原发性醛固酮增多症的治疗，肾上腺醛固酮瘤、单侧肾上腺增生等予以手术切除病灶，则可以部分治愈；特发性醛固酮增多症、糖皮质激素可抑制性醛固酮增多症予以螺内酯、糖皮质激素等药物治疗，则可以有效控制或者缓解症状。

下面这几种情况的高血压病患者需要重点考虑高血压病到底是不是原发性醛固酮增多症导致的：①难治性高血压病，即3种降压药物联合使用仍不能控制血压者，或者高血压病2级或者3级者。②有不能解释原因的低血钾症状者。③50岁前就发病的高血压病患者。④有高血压家族史的高血压病患者。⑤40岁前及出现脑血管意外（如脑出血）的高血压病患者。⑥偶然发现（比如体检时）肾上腺有肿瘤的高血压病患者。⑦一级亲属（一个人的父母、子女及亲兄弟姐妹）患有原发性醛固酮增多症的高血压病患者。⑧心脑血管等脏器受损（如心脏壁肥厚、颈部动脉硬化），与高血压病的严重程度不成比例的患者。如果符合上述中的1条或者几条的高血压病患者，原发性醛固酮增多症的概率就比较大。但是这也只能作为一个大致的判断和筛查，如果想确诊，还得进行与原发性醛固酮增多症相关的进一步的检验和检查。

72

原发性醛固酮增多症导致的低血钾和碱中毒有何关联？

钾是机体重要的矿物质常量元素之一（另外还有钙、镁、钠、磷、氯），它参与机体许多重要的生理功能，包括维持细胞的正常代谢、酸碱平衡、神经肌肉组织的兴奋性及心肌正常功能等。肾脏是排钾的主要器官，正常情况下，大部分的钾元素是由我们的尿液带出去的。肾脏有非常强大的排钾功能，即使我们不摄入钾元素，它也会排钾，简单来说就是"不吃也排"，因此及时适量的补充钾元素是非常必要的。人体内的钾元素有98%分布在细胞内，2%分布在细胞外，血清中的钾离子属于细胞外钾元素中的一部分，仅占总量的0.3%。正常血清钾离子浓度为3.5 ~ 5.5mmol/L。

那低血钾是什么意思呢？当血清中的钾离子低于正常水平，也就是血钾浓度低于3.5mmol/L时（化验单上有钾、K^+两种表示方式），就称为低血钾。由低血钾引发的病理生理状态，我们称为低钾血症。产生低钾血症的原因有：①摄入钾元素不足，如长期禁食、少食（不吃东西或者吃得很少）。②排出钾元素过多，如长期大量呕吐、腹泻（拉肚子）、应用呋塞米等利尿剂（排尿多），还有我们重点讨论的原发性或继发性醛固酮增多症等。③其他方式大量丢失钾元素，如大面积烧伤、腹腔引流等。当一个人出现哪些症状的时候，我们才会怀疑他有低钾血症呢？一般低钾血症最早的临床表现是肌无力，首先是四肢无力，然后慢慢蔓延到躯干，再严重就是累及呼吸肌，当呼吸肌受累时，可导致呼吸困难或窒息，还可能会出现厌食、恶心、呕吐等消化道的症状。心脏受累可表现为节律的异常，但并非每个人都有心电图改变。当出现上述症状时我们可以考虑此人体内的血钾浓度可能比较低，但不是每个人都会有很典型的临床表现，故应该结合血化验的结果和实际情况来做出合适的诊断。

体液的适宜酸碱度是机体组织、细胞进行正常生命活动的重要保证。体内的缓冲系统、肺脏及肾脏能使体液的酸碱度始终维持在正常的范围内。如果酸碱物质超量负荷，或是调节功能发生障碍，那么这种平衡的状态就会被打破，形成不同形式的酸碱失调，包括酸中毒和碱中毒，它们都分代谢性和呼吸性两种情况。体液的酸碱度用pH值来表示，正常范围是7.35~7.45，pH值小于7.35表示酸中毒，pH值大于7.45即表示碱中毒。

体内氢离子丢失或碳酸氢根离子（HCO_3^-）增多可引起代谢性碱中毒，主要由于酸性胃液的大量丢失，例如严重呕吐、长期胃肠减压，或者碱性物质摄入过多，如大量输入库存血。代谢性碱中毒在一般情况下临床表现并不明显，可有呼吸变浅变慢或者嗜睡、精神错乱等，严重时可因脑和其他器官的代谢障碍而发生昏迷。如果呼吸通气过度，体内生成的二氧化碳排出过多，以致血中二氧化碳分压降低，导致血pH值上升，则会引起呼吸性碱中毒。引起通气过度的原因有很多，例如疼痛、发热、创伤、肝衰竭等。大多数患者有呼吸急促的表现。当发生呼吸性碱中毒后，人会有眩晕，手、足和口周麻木和针刺感，手足搐搦等症状，还常常伴有心率加快。

低血钾和碱中毒有何关联呢？血清中的钾离子浓度降低时，机体为了维持平衡，就会将细胞中的钾离子释放到细胞外，这时候，就会有氢离子回到细胞内，导致血液中碳酸氢根离子增多，引起代谢性碱中毒。相反，代谢性碱中毒时，也会有低钾血症的临床表现。原发性醛固酮增多症患者体内就发生了这样的反应，原发性醛固酮增多症导致醛固酮分泌增多就会引起潴钠、排钾。细胞内钾离子丢失后，就会导致低钾血症，然后细胞外液中氢离子减少，pH上升呈碱中毒。这样原发性醛固酮增多症就会同时产生低钾血症和碱中毒。

原发性醛固酮增多症有多种类型，不同的类型适合采取不同的治疗方案，包括手术治疗和药物治疗。如果所有的患者都只服用降压药物和补钾药，则存在两个问题，第一个问题是药物治疗治标而不治本，第二个问题是降压药物和补钾药并非对所有的原发性醛固酮增多症的类型都有效。比如肾上腺醛固酮瘤或者单侧肾上腺增生引起的原发性醛固酮增多症，采用手术治疗可以彻底切除病灶，从根本上消除醛固酮来源，从而能达到治本的目的。而对于家族性醛固酮增多症中的糖皮质激素可抑制性醛固酮增多症（GRA），常规的降压药物无效，但对糖皮质激素却敏感，服用糖皮质激素可以维持血压和血钾正常。所以原发性醛固酮增多症患者能否只服用降压药和补钾药而不开刀，要依据具体情况来定。而且需要说明的是，对于按照疾病治疗指南适宜采用手术治疗的患者，如果因为身体条件（如心脏、肺脏或肾脏等脏器功能差）不允许手术，则可以退而求其次地接受药物治疗。相反，按照疾病指南适宜采用药物治疗的患者，如果因为副作用而不能长期耐受药物治疗，则可以选择手术治疗。

73

原发性醛固酮增多症是否具有家族遗传性?

相关资料证实,部分类型的原发性醛固酮增多症是有遗传性的。家族遗传性原发性醛固酮增多症到底有哪些表现?作为没什么医学基础的患者,怎么判断自己得的是不是家族遗传性原发性醛固酮增多症?

根据最新的《中国泌尿外科疾病诊断治疗指南》,将原发性醛固酮增多症细分为特发性醛固酮增多症(特醛症)与肾上腺醛固酮瘤,其他少见类型包括单侧肾上腺增生、肾上腺醛固酮癌、异位分泌醛固酮肿瘤及家族性醛固酮增多症。在这里要详细说的就是与遗传相关的家族性醛固酮增多症(familial hyperaldosteronism),其英文简称为"FH",它可细分为三个亚型,分别为FH-I、FH-II、FH-III。幸运的是,家族性醛固酮增多症是不常见的,其发病率约占原发性醛固酮增多症的1%。

FH-I又称糖皮质激素可抑制性醛固酮增多症。1966年由Sutherland 第一次报道,患者多为青年起病,肾上腺呈结节性增生。其遗传方式多为常染色体显性遗传,其发病机制为同源染色体间遗传物质发生不等交换,第8号染色体上11-β羟化酶基因和醛固酮合成酶基因形成一个融合基因,融合基因的5′端为部分11-β羟化酶基因,3′端为部分醛固酮合成酶基因,因此编码的蛋白具有醛固酮合成酶的活性。正常时醛固酮合成酶在肾上腺皮质球状带表达,而11-β羟化酶在束状带表达,嵌合基因的形成导致醛固酮合成酶在束状带异位表达，并受促肾上腺皮质激素（ACTH）的控制。简单来说就是，基因发生了染色体交换，导致的结果就是机体可以在肾上腺皮质的球状带产生更多醛固酮合成酶，自然就可以帮助产生更多醛固酮，最终表现就是外周血醛固酮分泌过多，导致一系列临床症状。因为其表达还是受到ACTH的控制，所以应用糖皮质激素可以反馈性抑制ACTH分泌，而醛固酮的分泌是受ACTH正向调控的，ACTH减少了，那醛固酮的分泌自然就少了。总结起来就是，糖皮质激素可以抑制此型原发性醛固酮增多症的醛固酮分泌，这也就是其命名的根据。临床表现特点是大多数的FH-I患者年轻时期就出现严重的高血压，而同时伴有低钾血症的情况比较少，不过也有文献报道其患者仅出现轻度高血压或血压完全正常的例子。

FH-II又称糖皮质激素不可抑制性醛固酮增多症。1992年由Stowasser首先报道，病情程度不一，病理类型可为肾上腺腺瘤或增生，抑或同时存在。在一个家系中出现两个以上的确诊的原发性醛固酮增多症患者并成垂直发生的特点。其醛固酮水平不能被糖皮质激素抑制试验所抑制，且通过基因检查发现无FH-I中的融合基因存在，遂将这一类的具有家族遗传特性的醛固酮增多症称为家族性醛固酮增多症II型。目前对于FH-II机制方面的研究还不如FH-I透彻，澳大利亚的一些研究证明FH-II和7p22的一个位点之间存在连锁关系。对于普通的患者来说是不一定要明白其机制是什么，只要知道其可能的临床表现及家族遗传特征就好。

对于FH-III型，相关资料就更少了，因为这是学者们最新发现并将其分类并命名的。2008年由Geller等首次报道，以家族性的双侧肾上腺皮质明显增生症与顽固性高血压、严重低钾血症及醛固酮和混合类固醇激素（非糖皮质激素可抑制性）生成过量，需要进行双侧肾上腺切除术为特征。从报道的情况来看，FH-III型的发病来得更猛、更严重，而且也是不能被糖皮质激素所抑制的。由于它的发病特点，跟原来发现的两种类型均不相同，且也具有家族遗传特性，所以就被重新分类、命名。遗憾的是对其机制的研究尚还欠缺，尽管近期研究发现，FH-Ⅲ型的发病与编码K离子内向整流通道的KCNJ5基因点突变有关。

通过上面的介绍，大家对上述的三种可遗传的醛固酮增多症有了一定的了解，那如何知道你患的原发性醛固酮增多症是不是这三种的一种呢？首先就是查查你的大家庭里是否有其他醛固酮增多症患者，且成垂直亲属关系；其次就是根据融合基因检测、原发性醛固酮增多症临床表现的特点、严重程度及是否能被糖皮质激素所抑制的特点来综合确定。

74

原发性醛固酮增多症的确诊有哪些步骤？

　　原发性醛固酮增多症的诊断，前人已经为我们总结了非常简单、明了的4个步骤，那就是筛查、定性、定位、分型。通过这4个步骤，就可确诊原发性醛固酮增多症，同时也能很好地了解患者疾病的严重程度及发展阶段，为后续的治疗提供客观的依据。

　　首先是筛查。我们常根据临床表现对怀疑患有原发性醛固酮增多症的人群进行关注，比如降压药物治疗无效的高血压患者、肌肉乏力及肢体麻木的高血压患者、发病年龄较早的高血压患者（一般指50岁以下）、有原发性醛固酮增多症家族史的高血压患者等。遇到这些类型的患者我们要高度怀疑是否患有原发性醛固酮增多症，并对这样的目标群体进行一定程序的筛查。那么，用什么方法来筛查呢？目前主要推荐抽血检测血浆醛固酮及肾素浓度，得出血浆醛固酮/肾素活性比值（Aldosterone/renin ratio，ARR），如果该比值［血浆醛固酮的单位ng/dL，肾素活性单位ng/（mL·h）］大于或等于40，同时血浆醛固酮数值大于20ng/dL，则考虑为原发性醛固酮增多症。做该检查前，要求患者先停用降血压药物2～6周，同时需纠正低血钾，间隔2～4天后再次重复检测，这样计算出来的ARR结果才比较可靠。当然，这种筛查方法不一定完全准确，也会受一些其他因素的干扰，但相对来说简单、易行，相对准确。如果因条件限制，无法行抽血检测，可先行肾上腺CT检查，CT对于肾上腺5mm以上的异常病灶的检出率非常高，可以早期发现肾上腺可疑疾病，减少疾病的延误诊治。

其次是定性。我们对筛查后考虑原发性醛固酮增多症的患者进行定性检查，亦称为"确诊试验"。目前主要的确诊试验包括：高盐饮食负荷试验（FST）、氟氢可的松抑制试验、生理盐水滴注试验、卡托普利抑制试验等。以上4种试验检测的准确性相似，根据实际情况任选一种即可。但是必须注意的是，重度高血压或心力衰竭患者禁止行高盐饮食负荷试验，否则会有血压过高的危险。高盐饮食负荷试验被一些研究者认为是最准确、最符合生理表现的检查，是目前国内高血压专科常用的方法，但是患者需住院检查，费时、费力且费用高，试验前需注意相关药物的影响（同ARR测定注意事项）。前3种试验方法均需高钠负荷，因此未控制的重度高血压、肾功能不全、心功能不全、心律失常和严重低血钾的患者不宜应用。需要说明的是，确诊试验不能在病因学上确定原发性醛固酮增多症的分型。

再次是定位。主要包括行肾上腺B超、CT检查（平扫加增强）、MRI等。对直径大于1.3cm的肾上腺醛固酮瘤，多用肾上腺B超检查进行筛查。推荐所有原发性醛固酮增多症患者均行肾上腺CT检查。如发现单侧肾上腺直径大于1cm的占位时对诊断肾上腺醛固酮瘤有较大意义，直径大于3cm的肿块应警惕肾上腺皮质癌。MRI在分辨率方面逊于CT，一般不作为首选。碘化胆固醇显像主要用于异位醛固酮分泌性腺瘤和腺癌的识别，也可用于确认单侧肾上腺醛固酮瘤或单侧特发性醛固酮分泌过多，但准确性差，多不再应用。目前肾上腺静脉取血（AVS）被认为是原发性醛固酮增多症分型、定位的金标准，但AVS为侵入性检查，技术要求高，操作难度大。

最后是分型。原发性醛固酮增多症根据病因和原发病变位置可以分为两种。

（1）原发病变在肾上腺者：①特发性醛固酮增多症。

②肾上腺醛固酮瘤。③单侧肾上腺增生症（unilateral adrenal hyperplasia，UNAH）。④分泌醛固酮的肾上腺皮质癌。⑤家族性醛固酮增多症。

（2）原发病变不在肾上腺本身：异位醛固酮分泌腺瘤和癌。其中每种类型都有其各自的特点，可以据此判断分型。

经过上述4个步骤，原发性醛固酮增多症的诊断基本能被确定下来，同时也可以了解每个患者疾病个体差异性等方面，为后续的药物及手术治疗提供重要依据。

75

怎么确诊原发性醛固酮增多症？

如果你有高血压、头痛、四肢乏力等症状，去医院检查发现低血钾或者是CT检查发现肾上腺有占位性病变，这还不能说你患有原发性醛固酮增多症，只能说考虑原发性醛固酮增多症，同时具备这些表现越多，那考虑这个诊断的可能性越大，因此还得做进一步的检查进行确诊。医学上指的"确诊"不是百分之百认定一件事情，确诊仍然是相对的，就像是一个概率事件，根据现有的技术及诊断水平来揭露事物的真相。患者所患疾病最后的诊断与通过一些检查方法所考虑的前期诊断越符合，说明这些检查或者诊疗方法的确诊率越高。

原发性醛固酮增多症和原发性高血压病患者的血浆醛固酮浓度有重叠，因此为了提高醛固酮和肾素活性测定的诊断符合率，目前大多数学者提出用醛固酮与肾素活性的比值（PAC/PRA，即ARR）来鉴别原发性醛固酮增多症和原发性高血压。如ARR大于25，高度提示原发性醛固酮增多症的可能；ARR大于或等于50，则可确诊原发性醛固酮增多症。但此值也有一定的局限性，因为即使是腺瘤，其醛固酮分泌也可能有波动。因此计算ARR时，最好站立4h后抽血测定，其诊断符合率较卧位时高。

某些药物如降压药、利尿剂、米诺地尔（长压定）等可增加醛固酮的分泌，而血管紧张素转换酶抑制剂和β受体阻滞剂可减少醛固酮的分泌，某些可影响肾素分泌的药物，即使短期停用也会影响转换酶的作用，因此，为避免血浆醛固酮测定的波动，除需多次测定外，还应在高盐饮食负荷的条件下进行测定，抗高血压药物应停用2~6周，如病情严重不能停药时，则应综合分析测定结果。严重的低血钾本身可明显减少醛固酮的合成，并能使升高的醛固酮降至正常，因此最好在低血钾纠正后再测定醛固酮。因为低血钾对醛固酮的分泌有抑制作用，所以醛固酮分泌的多少与低血钾程度有关，血钾越低，醛固酮增加越不明显，故检测血浆醛固酮时应固定钠离子、钾离子摄入量7天［普食条件：含钠160mmol/d（约3.68g/d）、钾60mmol/d（2.34g/d）］。

醛固酮分泌还会有早晚的差别，如上午8:00卧床血浆醛固酮明显升高。原发性醛固酮增多症患者尿醛固酮排出量高于正常，因其易受诸多因素影响，需反复多次测定才可靠。血浆肾素-血管紧张素测定：在高醛固酮所致高血钠和高血容量状态下，由于肾脏入球小动脉壁中的球旁细胞压力增高，致肾素-血管紧张素分泌减少。故患者肾素活性、血管紧张素Ⅱ一般低于正常人，即使以直立位、利尿药或低盐饮食等刺激也不升高。这是本病与继发性醛同酮增多症的特征性区别。而腺瘤患者一般比特发性醛固酮增多症患者低肾素活性的表现更为明显。1969年Conn提出原发性醛固酮增多症的诊断标准是：高醛固酮，且醛固酮分泌增多不被高钠负荷引起的血容量增加所抑制；低肾素，肾素分泌受抑制，并且不因立位或低钠刺激而分泌增加；皮质醇正常，尿17-羟皮质类固醇或皮质醇水平正常。根据Conn的观点，低血钾不是原发性醛固酮增多症诊断的必备条件，而醛固酮的大量相对自主分泌和肾素的不易被激发是诊断的关键。

另外，若在一个大家庭里，有两个以上成员被确认是原发性醛固酮增多症，且呈垂直关系，这将有利于与一些家族性原发性醛固酮增多症联系起来。倘若能知道其是否会被糖皮质激素所抑制，则可以更有利于进行区分亚型，进一步完善基因方面的检测，家族性原发性醛固酮增多症基本上能被确诊了。

确诊一种疾病，就像辨认一个人，每个人都有不同的面貌、声音、身材、性格特征，同样对于一种疾病也具有与其他疾病不同的方方面面，医生们掌握这些疾病的不同特征，结合患者的情况，进一步确诊疾病。虽说是确诊疾病，也不是百分之百准确，作为一位患者或者读者，需要对于这种疾病诊断的特殊性给予一定的理解，并做好积极配合的角色，提高确诊率。

76

两侧肾上腺，谁才是原发性醛固酮增多症的"真凶"？

在人体内除了部分内脏，如处于中轴位置的膀胱、前列腺等，以及心脏、肝、胆、脾、胰、胃肠等以外，几乎其他所有的器官均为成对分布。肾上腺出问题的时候，需要考虑到底是一侧出问题，还是两侧出问题。若是一侧出问题，那又会是哪一侧出问题呢？这些问题的解决，还是得益于目前越来越先进的检查方法。通过这些检查方法，我们就可以判断到底是哪侧肾上腺出了问题导致原发性醛固酮增多症。

首先，我们需要弄明白原发性醛固酮增多症见于哪些情况。我们已经了解了原发性醛固酮增多症常见的分类，其中以肾上腺醛固酮瘤及特发性醛固酮增多症最常见，两者的发病率分别为35%左右、60%左右。其中特发性醛固酮增多症又称为双侧肾上腺增生，换句话说就是双侧病变；而对肾上腺醛固酮瘤来说，以单侧肾上腺病变较为多见。

其次，我们要了解有哪些方法可确定到底是哪侧肾上腺的问题导致原发性醛固酮增多症。目前用于原发性醛固酮增多症定位诊断的检查常见的有肾上腺彩超、CT、MRI和肾上腺静脉采血，一般是在确诊实验完成，确定是原发性醛固酮增多症后进行定位检查。

彩超检查对较明显的肾上腺增生异常、肾上腺醛固酮瘤有较好的辨别能力。鉴于超声检查简单、方便、经济，很多医生愿意用这种方式来进行筛查，随着彩超技术的提升，其对肾上腺增生、肾上腺微小肿瘤均有较好的识别，但精确度较CT或MRI差。肾上腺CT检测单侧肾上腺优势分泌的灵敏度和特异度分别是78%和75%。CT检查可能遗漏直径小于1cm的小腺瘤，对直径小于1cm的肾上腺醛固酮瘤，CT的检出率不到25%。CT是比较客观的检查，能看到哪侧有异样，就能确定哪侧肾上腺出了问题。不过鉴于其灵敏度及特异度尚不高，对于定位来说，有一定的作用，但仍不是很理想，毕竟有些有临床表现的原发性醛固酮增多症，不一定就会有非常明显的器质性变化。

肾上腺MRI的空间分辨率低于CT，特异性差，易产生运动伪影，在原发性醛固酮增多症亚型的诊断方面并不优于CT，且价格贵，可用于不能耐受含碘对比剂的患者（增强CT之前要往患者体内注射含有碘的对比剂，有些患者会出现过敏反应）。与CT及MRI相比，闪烁扫描术在横截面成像技术不能明确原发性醛固酮增多症病因时可起到补充作用。这些检查和CT一样，均比较客观，鉴于其成像原理的差别，其在确定哪侧肾上腺出了问题时，仍没有双侧肾上腺静脉取血检查那么精准。

双侧肾上腺静脉取血（AVS）被誉为原发性醛固酮增多症分侧定位的金标准，其具体做法是通过介入的方法将一根特制的管子插入到肾上腺静脉内，直接收集来自肾上腺的血液，用于检测血液中醛固酮的浓度。可以说在定位方面，没有哪种方法能比得上双侧肾上腺静脉取血。

有人会问，肾上腺静脉取血那么准确，是不是就不需要进行其他检查了呢？事实并非如此，拿CT来说，CT还可以给医生提供很多关于肾上腺病变解剖及形态学方面的数据，比如肿瘤大小、位置、与周围脏器和组织的关系等，这些都将为医生进行下一步治疗，尤其是手术治疗提供帮助。另外，双侧肾上腺静脉取血为有创检查，不推荐首选，因为在医学上坚持的原则是"先无创再有创"，采取循序渐进的方法进行。

77

肾上腺静脉取血的原理和操作方法是什么?

肾上腺静脉取血(adrenal vein sample,简称AVS)指的是利用介入的方法,将一根或者两根特制的细管依次或者同时插到肾上腺的静脉中收集不同时期双侧肾上腺的静脉血送检,从而了解两侧肾上腺醛固酮分泌量的差别的一种检测方法。不难想象,通过在肾上腺相关激素分泌的下游直接搜集血液,测出的血中醛固酮的含量当然能代表这一侧肾上腺的情况,可以说是非常精准,其测得的结果很有说服力。

但这个方法是有创的检查方法,而且价格也比较昂贵,检查后护理相对麻烦,并非对每个原发性醛固酮增多症患者都适用。一般确诊原发性醛固酮增多症后,若不能通过其他方法判断出哪一侧病变时,就应该考虑采用肾上腺静脉取血进行定位。根据相关文献,其具体的适用对象有:确诊为原发性醛固酮增多症患者,CT表现形态正常的肾上腺、单侧肾上腺增厚、单侧小腺瘤(小与1cm)、双侧大腺瘤或小腺瘤混合型患者等。CT结果也可能出现假阳性或假阴性,这时候能结合肾上腺静脉取血检查就能更好地判断哪侧肾上腺的病变是导致醛固酮高分泌的优势侧。

下面说说肾上腺静脉取血具体的操作方法:①从右股静脉或双侧股静脉穿刺插管,寻找肾上腺静脉的开口。②将导管直接插至双侧肾上腺静脉内,注射小剂量造影剂(小于等于3mL)确定导管位置。③放平导管，低垂导管尾端，待血液自然流出，弃去1mL左右导管内残留液体后分别抽取血样（最少5mL，最好6mL）进行激素浓度测定。④在测定肾上腺静脉血样激素水平的同时需要抽取外周血测定醛固酮和皮质醇浓度，以此判定双侧肾上腺醛固酮分泌的差别。另外，这个过程中可以使用或者不使用促肾上腺皮质激素（ACTH）。如果使用，则操作前30分钟开始至整个采血过程结束，需连续输入促肾上腺皮质激素（ACTH）5U/h或50mg/h，以减少因应激诱发的ACTH释放。

插管成功后分别从双侧肾上腺静脉及下腔静脉取血，同时测定各个血标本中醛固酮及皮质醇的水平，肾上腺静脉与下腔静脉血标本皮质醇比值大于10∶1提示操作成功。如果予以ACTH，则一侧肾上腺静脉醛固酮/皮质醇比值大于对侧4倍以上提示单侧病变，小于3倍则提示双侧病变；如果未予ACTH，则一侧肾上腺静脉醛固酮/皮质醇比值大于对侧2倍以上提示单侧病变。单侧病变即指醛固酮为单侧肾上腺（醛固酮/皮质醇比值高的一侧）来源，考虑为肾上腺醛固酮瘤或单侧肾上腺增生。

一个检查之所以能够在临床上得到推广，是因为它对于指导临床工作具有非常重要的价值。鉴于CT存在假阳性或者假阴性的情况，关键时候还需采用肾上腺静脉取血来定夺。临床研究表明肾上腺静脉取血对于原发性醛固酮增多症定位诊断的敏感性达95%，特异性达100%，对于疾病的定位具有非常高的价值，目前医学领域将肾上腺静脉取血视为分侧定位原发性醛固酮增多症的金标准，可见医疗界对其的肯定。然而肾上腺静脉取血为有创检查手段，导管插入也不一定能成功，尤其是右侧肾上腺导管插入成功需要有很高的技巧，对介入医生的操作要求非常高，操作时还可能出现血肿、肾上腺出血及肾上腺静脉损伤等并发症，而且费用比较昂贵。因此，肾上腺静脉取血重点推荐给已经确诊原发性醛固酮增多症并拟行手术治疗的患者。尽管肾上腺静脉取血还存在一些不足，但其临床应用价值已经被大多数人所认可，相信随着医疗技术的进步和经验的积累，肾上腺静脉取血会变得越来越安全、简单，准确率也会更高。

78

什么情况下，原发性醛固酮增多症患者宜手术治疗？

　　有些疾病需要手术才能治愈，而手术对任何人不管是肉体上还是精神上来说都是一个痛苦的考验。得了原发性醛固酮增多症，到底是药物保守治疗还是手术治疗，取决于原发性醛固酮增多症的具体类型。有的原发性醛固酮增多症适合药物治疗，而有的原发性醛固酮增多症则更适合手术治疗。哪些类型的原发性醛固酮增多症宜行手术治疗呢？总的说来，对于确诊的肾上腺醛固酮瘤、单侧肾上腺增生、分泌醛固酮肾上腺皮质癌或肿瘤，以及由于药物副作用大，不能耐受长期药物治疗的原发性醛固酮增多症患者，都宜进行手术治疗。

　　手术是医生利用刀、剪、针等医疗器械对人体目的部位进行切除、缝合等操作，去除病变组织，修复机体损伤，改善机体的功能和形态等，从而达到维护健康的目的。其他的原发性醛固酮增多症也可以选择接受手术治疗，但并不是所有的原发性醛固酮增多症患者都适合手术治疗，具体说来，只有那些既能通过手术切除病灶得到确切的治疗效果，又不会因为手术导致严重并发症的原发性醛固酮增多症患者适宜接受手术治疗。

　　近年来，随着科技的发展和医学的进步，越来越多的疾病可以通过微创手术来进行治疗。因为微创刀口极小，术后恢复快，无明显疤痕，所以很多患者都希望能通过微创手术来祛除病魔。同样，原发性醛固酮增多症也是可以做微创手术的。目前，腹腔镜下肾上腺手术是肾上腺疾病外科治疗的首选。相对于开放手术，腹腔镜手术具有微创、安全、恢复快的优点，且疗效肯定。

肾上腺醛固酮瘤绝大部分为单侧腺瘤，双侧腺瘤约10%，肿瘤多呈圆形，一般直径为1~2cm，多位于肾上腺外周部分，因此推荐首选经腹腔镜肾上腺部分切除术或者肿瘤切除术，尽可能多地保留正常的肾上腺组织及肾上腺的内分泌功能。如疑为多发性肾上腺醛固酮瘤者（一侧肾上腺有多个腺瘤），则推荐行患侧肾上腺全部切除术，从而完全切除病灶，防止因部分切除肾上腺而出现遗漏腺瘤的情况。单侧肾上腺增生为肾上腺弥漫性增生，亦推荐行醛固酮优势分泌侧经腹腔镜肾上腺全部切除术，完整地切除整个患侧肾上腺。分泌醛固酮的肾上腺皮质癌或肿瘤单发多见，同样宜接受手术治疗。特发性醛固酮增多症、糖皮质激素可抑制性肾上腺醛固酮瘤增多症虽以药物治疗为主，但当患者因药物副作用无法坚持内科治疗时，可考虑手术，通过手术切除醛固酮分泌较多侧或体积较大侧肾上腺。

原发性醛固酮增多症术前必须做好充分的准备，比如纠正高血压、低血钾。肾功能正常者，推荐术前使用螺内酯；肾功能不全者，螺内酯酌减，以防止高血钾。血压控制不理想者，加用其他降压药物。

做完手术后还需不需要服药呢？一般来说，术后第1天即停钾盐、螺内酯和降压药物，如血压波动可根据实际情况调整药物。静脉补液应有适量生理盐水，无需氯化钾（除非血钾小于3 mmol/L）。术后最初几周推荐钠盐丰富的饮食，以免对侧肾上腺被长期抑制、醛固酮分泌不足导致高血钾。罕见情况可能需要糖皮质激素的补充。术后血钾多在1周内恢复。大多数患者的血压可以恢复正常，如血压仍轻度升高，可加用螺内酯及其他降压药控制；血压改善不理想者，可能与长期高血压致肾损害及动脉硬化有关。

79

原发性醛固酮增多症手术前要做哪些特殊准备？

刘女士以前经常头痛、手脚无力、麻木，一直不知道是怎么回事，也没有重视，后来实在忍受不了，就到医院就诊，发现是高血压，被收到心内科住院。入院一查发现低血钾，随后被确诊是原发性醛固酮增多症，需要手术治疗，故又转到泌尿外科。可转科后医生仍继续给刘女士打针、吃药，刘女士心里就纳闷：现在疾病已经确诊，又有手术指征，为什么医生迟迟不给我做手术呢？殊不知，原发性醛固酮增多症有它自身的特点，术前一定要将血压控制好，把低钾血症纠正，这样才能降低手术风险，使患者受益。

做一台手术，对患者和医生来说就像是打一场仗，打仗之前自然要做好充分的准备才能最大限度地确保战争的最后胜利。这些准备有哪些呢？一般情况下，需要做好心理方面和生理方面的准备，比如告知患者和家属充分知晓手术的好处和风险；纠正患者体内的水电解质平衡，提前备血；术前禁止患者饮食、饮水以防术中呕吐、误吸；患者知晓术后如何在床上大小便及咳嗽咳痰的方法等。对于因疾病而导致手术耐受力不好的患者来说，还需要一些特殊的准备，比如要为营养不良患者补充足够的营养，为高血压患者降低血压，为糖尿病患者降低血糖，为肾上腺皮质功能不足患者补充肾上腺皮质激素等。这些准备都是为了能让患者和医生共同度过手术这个难关，使患者获得健康。

那原发性醛固酮增多症的术前准备有什么特殊吗？原发性醛固酮增多症患者的临床表现有两个显著特点：高血压和低血钾。高血压和低血钾对手术来说是极其危险的。手术对于患者的身体来说是一个极大的刺激，尤其是在肾上腺做手术，手术刺激可以使调节人体各项功能的激素分泌增多。激素水平的变化容易引起血压的波动，如果术中血压太高，手术过程中创面容易出血、出血量大，止血也困难，而且极易出现高血压急症，如脑血管出血意外、急性心脏功能衰竭的情况。血钾在人体内的量非常少，但对于维持心脏的生理活动却非常重要。血钾的水平会影响心脏跳动的快慢、节律及心脏收缩的强度，如果术中出现低血钾，则很可能出现心律失常，从而导致生命危险。

综上所述，对于原发性醛固酮增多症患者来说，术前降低血压和纠正低血钾非常重要。那我们又应该如何来降血压和升血钾呢？

当原发性醛固酮增多症患者的血压在160/100mmHg以上时，也就是2级高血压以上时，需要服用降压药，使血压降到上述范围以下，但是不一定要降到正常后（小于等于140/90mmHg）才能做手术。不是每一个原发性醛固酮增多症患者都会出现低血钾，但是当原发性醛固酮增多症患者存在严重低血钾的情况时，则需要口服或者静脉补充钾，使血钾浓度恢复到3.5mmol/L以上。螺内酯（属于醛固酮受体拮抗剂）是原发性醛固酮增多症患者术前准备最常使用的药物，它不仅可以降低血压，还可以通过减少血钾的排泄使血钾升高。对于肾功能正常的患者，螺内酯剂量为100～400mg/d，每天2～4次；对于肾功能不好的患者，则需要减少剂量，防止出现高血钾。术前准备的时间一般为2周，在此期间要严密监测患者的血压和血钾情况，根据实际水平调整每天螺内酯和补充钾剂的量，血压控制不理想时，还可以加用其他降压药物协助控制血压。

80

原发性醛固酮增多症患者手术后，血压能恢复到什么程度？

对于原发性醛固酮增多症患者来说，最头疼的就是高血压，自然而然，接受手术后血压能否恢复正常成了患者最为关心的问题。实际上，手术不仅能降低血压，也能纠正低血钾，但是对于不同的患者，效果却并不一样。有的患者术后血压和血钾都正常了，而有的患者可能仍然有高血压。你可能会纳闷，同为原发性醛固酮增多症患者，为什么结果会不一样呢？

因为手术切除肾上腺并不能使所有的原发性醛固酮增多症患者完全康复。研究表明，对于适合行手术治疗的肾上腺醛固酮瘤和单侧肾上腺增生患者，几乎所有术后患者的血钾都可以恢复正常，但是只有35%~60%患者的高血压能得到治愈（治愈的标准是在不服用降压药物的情况下血压低于140/90mmHg），也就是说有50%左右的原发性醛固酮增多症患者术后仍有可能表现为高血压。

要说明的是，虽然部分患者术后血压仍高，需继续服用降压药物，但不能说手术是无效的，实际上手术能使所有的原发性醛固酮增多症患者受益。研究表明，术后原发性醛固酮增多症患者在血压、血钾、血浆醛固酮水平等方面都得到改善，最重要的是阻止了过量醛固酮对心脑血管及肾脏等组织和器官的持续性损害。当然，手术效果的显现也需要一个过程，一般来说，大部分的患者在术后1个月血压能恢复正常或者最大幅度下降并保持稳定，其余患者也不超过6个月，但也有在1年后血压才下降的患者。

原发性醛固酮增多症患者术后血压的改善与许多因素有关，比如：女性患者术后疗效更好，体重越轻的患者术后疗效越好，年龄越小的患者术后疗效越好，患高血压的时间越短术后疗效越好，术前对螺内酯的治疗越敏感术后疗效越好，术前口服降压药物的种类越少术后疗效越好，没有高血压家族史术后疗效越好等。为了准确地预测肾上腺醛固酮瘤患者行肾上腺全部切除术后，高血压的预后情况，2008年有专家提出了一种名叫肾上腺醛固酮瘤解决评分（Aldosteronoma Resolution Score，简称ARS）的预测模型（如表8、表9）。

表8　肾上腺醛固酮瘤解决评分表1

指　　标	分　　值
≤2种降压药物	2分
BMI（体重/身高^2）≤25	1分
高血压持续时间≤6年	1分
女性	1分

表9　肾上腺醛固酮瘤解决评分表2

ARS总分	术后正常比率
0～1分	27%
2～3分	46%
4～5分	75%

如表8，这个预测模型有4个指标，根据患者的实际情况对每个指标进行赋值，如果在上述范围内，按表所示赋值，然后求ARS的总和。如表9，ARS为0～1分、2～3分、4～5分对应术后血压降至正常的概率分别为27%、46%、75%。举例说明：假如你是女性，得1分；体重60公斤（kg），身高1.6米（m），计算

BMI（体重指数）为60/（1.6×1.6）≈23.4，得1分；发现高血压4年，得1分；术前口服1种降压药物能将血压控制好，得2分。这样ARS总得分为5分，行肾上腺全部切除术后高血压治愈的概率为75%。

原发性醛固酮增多症患者肾上腺手术后持续性高血压的原因目前尚不清楚，可能与诊断时年龄过大或者高血压病史过长有关，也可能是诊断或手术适应证选择不恰当，最可能的原因是合并原发性高血压。即使原发性醛固酮增多症患者伴有原发性高血压也可以行手术治疗，可达到术后减少服用降压药物的种类和剂量的效果。

81

可用于治疗原发性醛固酮增多症的药物有哪些?

知道了原发性醛固酮增多症包括六种类型,其中肾上腺醛固酮瘤、单侧肾上腺增生、分泌醛固酮的肾上腺皮质癌或异位肿瘤、不能耐受长期药物治疗的特发性醛固酮增多症患者均可采用手术治疗。但哪些原发性醛固酮增多症患者适合药物治疗呢?

对于确诊特发性醛固酮增多症(IHA)、家族性醛固酮增多症中的糖皮质激素可抑制性醛固酮增多症(GRA)及不能耐受手术或不愿意手术的肾上腺醛固酮瘤(APA)患者,均适宜采用药物治疗,以控制临床症状为主。本以为做了手术可以"一劳永逸",但却被告知只需用药物治疗,有些原发性醛固酮增多症患者肯定想问:为什么我不能行手术治疗?主要有三种情况:一是不适合手术。特发性醛固酮增多症为双侧肾上腺球状带的增生,如果手术全部切除双侧的肾上腺,将导致肾上腺功能不全,对人体产生极大的危害,所以不能手术。二是不需要手术。糖皮质激素可抑制性醛固酮增多症,顾名思义,就是说通过应用糖皮质激素可以达到治疗目的,自然也就不需要手术。三是不耐受或者不愿意手术。对于本应该手术的肾上腺醛固酮瘤患者,如果患者客观情况下不能耐受手术,医生也不会强迫患者实施手术。

既然可以采用药物治疗,那临床实践中应该如何选择药物呢?用来治疗原发性醛固酮增多症的药物主要有以下7类:

1. 醛固酮受体拮抗剂

螺内酯通过与醛固酮受体结合，阻止醛固酮发挥作用，产生保留钾离子、排出钠离子的效用，达到降低血压、升高血钾的治疗目的，是原发性醛固酮增多症治疗的首选药物。当体内醛固酮过多时，螺内酯作用特别明显，但醛固酮的合成不受影响，即用药期间体内醛固酮的含量不变。但由于螺内酯可阻断睾酮的合成及雄性激素的外周作用，产生胃肠道不适、阳痿、性欲减退、男性乳房发育或女性月经紊乱等不良反应。对于不能耐受螺内酯的患者，可选择醛固酮受体拮抗剂依普利酮。依普利酮拮抗醛固酮的活性为螺内酯的60%左右，但它的相关副作用的发生率较螺内酯显著降低。

2. 钠通道拮抗剂

钠通道拮抗剂阿米洛利具有保钾排钠利尿的作用，没有螺内酯的相关副作用，可以较好地控制血压和血钾。

3. 钙离子通道阻断剂

钙离子通道阻断剂如硝苯地平可抑制醛固酮分泌及血管平滑肌的收缩，减少血管阻力，降低血压。服药4周后血中醛固酮水平降低，血压及血钾恢复正常，但有面红头痛、嗜睡、踝部水肿、心悸等副作用。与螺内酯联合应用可使血钾过度升高，故合用时需慎重。

4. 血管紧张素转换酶抑制剂（ACEI）和血管紧张素受体阻断剂（ARB）

推荐用于特发性醛固酮增多症患者的治疗，可使患者醛固酮分泌减少，改善钾离子的平衡并使血压降至正常。临床常用的有卡托普利、依那普利、西拉普利、贝那普利等。常见的不良反应有咳嗽、皮疹、头痛、胃肠道不适等。本药与保钾利尿药合用时可引起高血钾，应慎重使用。

5. 抑制醛固酮合成的药物

氨鲁米特能阻断胆固醇转变为孕烯醇酮，使肾上腺皮质激素的合成受抑制，使体内醛固酮的合成减少，但不良反应较大，长期应用需严密观察。

6. 糖皮质激素

推荐用于糖皮质激素可抑制性醛固酮增多症患者的治疗，常用的糖皮质激素有地塞米松或者泼尼松。长期睡前小剂量服用，必要时可加用一般降压药，用药后可使血压、血钾、肾素和醛固酮恢复正常。用药期间需定期测血电解质，注意血钾变化及药物不良反应。

7. 化疗药物

一部分患者临床诊断为分泌醛固酮的腺癌，其中大多数患者确诊时癌细胞已发生广泛转移，手术已经没有任何意义，只能考虑化疗，可以使用大剂量顺铂治疗。

82 螺内酯作为原发性醛固酮增多症的首选药，其作用和副作用分别是什么？

之所以称为原发性醛固酮增多症，是因为病灶产生大量的醛固酮所致。醛固酮是怎么发挥作用的呢？它就像一把钥匙，通过与它的特异性受体结合，打开机关，然后产生一系列作用。螺内酯属于竞争性醛固酮受体拮抗剂，与醛固酮在化学结构上高度相似，犹如"真假美猴王"，醛固酮的受体根本分不清他俩，因此，螺内酯能和醛固酮竞争同受体结合的机会，阻止醛固酮发挥它保水保钠排钾的作用，使患者血压降低、血钾升高，从而达到治疗原发性醛固酮增多症的效果。

螺内酯是通用名，它还有安体舒通、阿尔达克通、螺旋内酯固醇、螺旋内酯甾酮等别名，不同的药品说明书或者医生可能讲的名字不一样，但是这些名字指的都是同一种药。

螺内酯是常用的降压药，是继血管紧张素转换酶抑制剂（ACEI）和β-受体阻滞剂后，又一个能降低慢性心力衰竭患者死亡率的药物。螺内酯在心力衰竭的治疗中起着很重要的作用。单纯使用螺内酯治疗的患者可以获益，而同时使用β-受体阻滞剂和螺内酯治疗者获益更大。还有研究发现，螺内酯能改善心力衰竭患者的血管内皮功能，增加内皮一氧化氮的合成，因此，螺内酯除了降压之外，还能保护心脏。螺内酯还是常用的利尿药物，可与噻嗪类利尿药合用，治疗充血性水肿、肝硬化腹水、肾性水肿等水肿性疾病，并对抗其他利尿药的排钾作用。

当然，使用时除了听从医生的医嘱以外，我们也需要了解有一些特殊情况要慎用或者禁用螺内酯。比如，本药可通过胎盘，但对胎儿的影响尚不清楚，孕妇应在医师指导下用药，且用药时间应尽量短。老年人用药较易发生高血钾和利尿过度；在无尿、肾功能不全、肝功能不全、低钠血症、酸中毒、乳房增大或月经失调等情况下应慎用螺内酯；高钾血症患者禁用螺内酯。

任何药物都有副作用，螺内酯也不例外，若出现严重的副作用症状需要停药处理。这些副作用分为常见、少见和罕见三种。常见的副作用有高钾血症（最常见）、胃肠道反应（如恶心、呕吐、胃痉挛和腹泻）；少见的副作用有低钠血症、抗雄性激素样作用或对其他内分泌系统的影响，长期服用螺内酯可使男性乳房发育、阳痿、性功能低下，使女性乳房胀痛、声音变粗、毛发增多、月经失调、性欲减退等；罕见的副作用有过敏反应、暂时性血浆肌酐和尿素氮升高、高氯性酸中毒等。我们需要做的是，出现副作用时及时就医，如出现严重不适，需要立即停药。

对于原发性醛固酮增多症患者来说，由螺内酯产生的胃肠道不适、阳痿、性欲减退、男性乳房发育或女性月经紊乱等副作用是最为苦恼的。螺内酯的副作用与使用的剂量大小、时间长短相关，服用的剂量越大、时间越长，副作用越大。因此，原发性醛固酮增多症患者可以在服用可维持血钾正常的最小螺内酯剂量的基础上，联用其他降压药物控制血压，从而减少螺内酯的用量，降低副作用的发生。对于不能耐受螺内酯的原发性醛固酮增多症患者，可选择醛固酮受体拮抗剂依普利酮。依普利酮拮抗醛固酮的活性为螺内酯的60%左右，但是它与雄激素受体和黄体酮受体的亲和力不超过螺内酯的1%，由此产生的相关副作用的情况较螺内酯显著减少。此外，也可使用氨苯蝶啶代替螺内酯进行保钾治疗。

83

原发性醛固酮增多症患者术后如何进行随访？

作为原发性醛固酮增多症患者，肯定希望做完手术就能一劳永逸，从此高枕无忧。事实上，手术不代表一切的结束，手术后的随访非常重要，所有原发性醛固酮增多症患者术后均应按照医生的嘱咐进行随访。

对于原发性醛固酮增多症患者，手术治疗的目的是切除产生过量醛固酮的病灶，如左侧肾上腺的肾上腺醛固酮瘤或增生的右侧肾上腺等，从而降低血浆中醛固酮的水平，纠正因过量醛固酮所导致的高血压和低血钾等临床表现。手术后的疗效到底怎么样？切除肾上腺醛固酮瘤后是否复发？对侧的肾上腺有没有出现新的问题？这都事关原发性醛固酮增多症患者的切身利益，而医生也非常希望了解患者术后的这些情况，而这些问题都需要术后的随访才能得到准确的答案。

原发性醛固酮增多症患者术后血钾基本都能恢复正常，但仅有35%～60%患者的高血压可以得到治愈，也就是说有一部分原发性醛固酮增多症患者手术后仍有高血压，需要继续服用降压药物。肾上腺醛固酮瘤可能单发，也可能多发；可能长在单侧的肾上腺，也可能长在双侧的肾上腺；可能长在肾上腺上，也可能长在肾上腺外。有些情况，因为检查手段的限制，特别小的腺瘤术前很难被发现，如果选择了肾上腺部分切除，则很有可能并没有将多发的肾上腺醛固酮瘤切除干净，术后一段时间它又慢慢地长大，并形成原发性醛固酮增多症。也有些情况，双侧肾上腺都长了肾上腺醛固酮瘤，但一次手术就只切除了一侧，另外一侧可能需要再次手术处理。

术后随访需要了解哪些内容呢？一是临床症状，比如有没有头晕、头痛、四肢乏力麻木等症状。二是血压，比如血压是否恢复到了正常（小于140/90mmHg）。三是行常规的生化检查，以此了解血钾、血钠水平及肝肾功能情况等。四是行肾上腺内分泌学检查，测定血浆肾素、醛固酮水平等。五是行腹部CT检查，了解对侧肾上腺和/或患侧残留肾上腺的情况。要想全面的了解术后的情况，上面的随访内容都应该包括，而且都非常重要。如果术后发现仍有头晕、头痛、四肢乏力麻木等临床症状，仍有高血压、低血钾、高血浆醛固酮，CT提示肾上腺仍有异常，则需要进一步处理病灶；如果仅有持续性高血压，可选择继续口服降压药物。

到底怎样的随访方案合适呢？一般来说，每个手术后的原发性醛固酮增多症患者，都会在术后住院期间即复查血浆肾素、醛固酮及血钾水平，了解患者术后早期的生化改变。患者出院后的第1次随访时间一般安排在术后4～6周，主要评估患者血压情况、电解质（主要是血钾）水平及有无手术并发症（如肾上腺功能不全、慢性肾功能不全等）。第2次随访时间在术后3个月左右，待对侧肾上腺正常功能恢复后，可根据情况行卡托普利试验等生化方法来了解患者是否已治愈。此后，原发性醛固酮增多症患者应每6个月来医院随访1次，连续2年以上。如果需长期服用药物治疗，则需要患者长期来医院随访。原发性醛固酮增多症患者要根据自己不同的情况及医生的医嘱进行合理的术后复诊。

84

肾上腺肿瘤都被切除了，还需要吃药吗？

也许在很多人的理解中，手术就是彻底地将肿瘤切除，既然都切除了，还需要吃药干什么。对于脂肪瘤、囊肿来说，手术切除就足够了，但对于肾上腺肿瘤的治疗可不是那么简单。肾上腺是我们身体里的一个内分泌器官，承担着多种激素的分泌，肾上腺肿瘤可不是切除就完事了。

临床上，肾上腺肿瘤一般建议行手术切除治疗，可能很多患者还不知道手术切除到底需要切除多少，只是切除肿瘤组织，还是将正常的肾上腺及肿瘤组织一起切除。下面为大家介绍不同肾上腺肿瘤的手术切除情况。

对于肾上腺皮质癌来说，95%的肿瘤直径大于5cm（平均10 cm），肿瘤重量多在250~1 000g。约40%在诊断时已远处转移，最常见的转移部位为肺、肝、腹膜后淋巴结和骨，并可在肾静脉和下腔静脉形成瘤栓。发现的时候大部分可能已经是晚期了，其手术治疗以患侧肾上腺完全切除作为获得长期生存的基础，而且需切除其周围脂肪组织、可疑肿瘤受侵区域及淋巴结，邻近脏器受累者应联通原发灶整块切除，如肾脾切除、肝部分切除等。肾静脉或下腔静脉瘤栓不是切除的禁忌，应切除肿瘤并取出瘤栓。由此可见，肿瘤手术切除的范围比较大，对人体的创伤也比较大。患侧肾上腺完全切除，往往对侧肾上腺来不及代偿，所以会出现激素水平不足的临床表现，这个时候就需要口服激素或者注射激素替代治疗。对于比较晚期的患者，肿瘤对邻近组织器官有侵犯，与周围组织界限不清，无法完全切干净，手术只能起减瘤作用，为使患者获得相对长的生存时间，术后还必须配合激素、化疗或者放疗方式等综合治疗。所以，术后药物治疗并不是因为手术切不干净，而是还有诸多其他因素的影响。

肾上腺皮质腺瘤情况比肾上腺皮质癌好，肿瘤界限较清楚，一般都无转移、侵犯其他组织的情况，手术是最佳选择。因为发病比较隐匿，发现的时候肿瘤体积往往较大，压迫了正常肾上腺组织，同时患侧正常肾上腺组织功能受到抑制。手术将会连同肿瘤及部分或整个正常肾上腺一同切除，这样可以比较完整地切除肿瘤组织，也可以有效减少肿瘤原位复发的可能。对侧肾上腺功能受到压制的原因是，肿瘤所分泌的皮质醇已经够高了，不再需要正常肾上腺组织分泌，所以在切除肾上腺肿瘤后的短时间内机体的皮质醇激素会迅速跌入低谷，并需要很长一段时间才能恢复。为了避免术后患者出现肾上腺皮质功能不全，医生往往会给患者口服或者静脉注射皮质醇激素进行替代治疗，直到能自主分泌足够的激素为止。

肾上腺嗜铬细胞瘤不管良性、恶性均是需要进行手术治疗的疾病。对于嗜铬细胞瘤，医生朋友们都会有这么一种感觉，都觉得它是一个埋在人身上的地雷，不小心触碰了，就有可能引发恶性高血压，好不容易手术切除了，又会间歇性地出现低血压性休克。其原理和肾上腺皮质腺瘤差不多，正常的肾上腺嗜铬细胞的分泌是处于被压制的状态，一旦手术切除肿瘤，机体就立即缺乏了儿茶酚胺的供给，从而出现休克般的低血压。所以在手术前往往要使用α受体阻滞剂和钙离子通道阻滞剂，减低血管对儿茶酚胺的敏感性，使用β-受体阻滞剂控制高血压及心率，同时行扩容治疗。术后心电监护，发现低血压，需要立即输液、扩容，必要时补充多巴胺升压处理。

　　肿瘤的切除是第一步，术后对患者的持续治疗也非常重要。一般而言，良性的肾上腺肿瘤术中尽量选择保留肾上腺，因为肿瘤的界限比较清楚，手术切除肿瘤比较完整，保留肾上腺可避免后续出现终生需药物替代治疗的风险，这对患者来说，不管在经济上还是在以后的生活质量上都是有利的。

85

如何确诊儿茶酚胺增多症?

如果你是一位高血压患者，当听到医生说你患有儿茶酚胺增多症的时候，你可能会产生许多疑问，如：儿茶酚胺是什么、从哪里来、怎么会多？为什么儿茶酚胺增多就会出现这些不适症状？怎样才能明确诊断？最后又如何治疗呢？请不要着急，读完这一问你将对儿茶酚胺增多症有初步的了解。

儿茶酚胺（CA）是一种含有邻苯二酚基本结构的胺类物质，包括去甲肾上腺素（NA或NE）、肾上腺素（A或E）和多巴胺（DA）。生理情况下，它们由肾上腺髓质、神经元、神经纤维及肾上腺外的嗜铬体合成分泌，合成原料是酪氨酸（一种组成人体蛋白质的氨基酸），在它发挥作用之前，需先与它的特异性受体结合，也就是先"落脚"，然后发挥其内分泌激素或者传递信号（神经递质）的作用。儿茶酚胺的生理作用主要包括：兴奋心血管系统，使心跳加快、增强心肌收缩力、增加心脏输出量；松弛或者收缩胃肠、膀胱、子宫等内脏器官的平滑肌；促进体内血糖升高、脂肪分解，适应应急情况下机体对能量的需要；调节人体水、电解质（钠离子、钾离子、氯离子、钙离子、磷离子、镁离子、氢离子等）的代谢；调节肾素、胰岛素和胰高血糖素、甲状腺激素、降钙素等其他多种激素的分泌。儿茶酚胺的代谢产物包括甲氧基去甲肾上腺、甲氧基肾上腺素、香草扁桃酸等，可通过尿液排出体外。

　　儿茶酚胺增多症是一种由于肿瘤或肾上腺髓质的嗜铬细胞分泌过量的儿茶酚胺而引起的一系列以高血压为主的临床症状。导致儿茶酚胺增多症的疾病主要包括：肾上腺嗜铬细胞瘤、副神经节瘤（肾上腺外嗜铬细胞瘤）、肾上腺髓质增生与多发性内分泌腺瘤综合征。

　　儿茶酚胺增多症有哪些临床表现呢？首先是高血压。高血压是儿茶酚胺增多症的主要症状，有阵发性高血压和持续性高血压两种类型，持续性高血压者也可能出现阵发性加剧。疾病早期多为阵发性高血压，即平时血压不高，发作时血压骤升，收缩压往往可达200~300mmHg，舒张压可达130~180mmHg。历时短者数秒钟，一般数分钟；长者可达1~2h，偶尔可达24h以上。发作多者一天数次，少者数月一次。随着病程的延长和疾病的进展，高血压的发作越来越频繁，每次发作的时间也越来越长，并可发展为持续性高血压伴阵发性加剧。高血压发作可因情绪激动、体位改变、排尿、灌肠等诱发，但也可无诱发因素。发作时患者感觉心慌、心跳加快，往往伴剧烈的头痛、面色苍白、大汗淋漓、手足变冷、发麻等不适，有时出现气促、胸闷、呼吸困难等症状。部分患者（往往是儿童或青少年）病情发展迅速，表现为急进型高血压，也被称为恶性高血压或者高血压危象（收缩压大于等于180mmHg或舒张压大于等于110mmHg），这种血压显著升高，常伴有进行性的心、脑、肾等重要靶器官功能不全的表现。少数患者可表现为阵发性低血压，甚至休克或高血压与低血压交替出现。近半数的患者有类似甲状腺功能亢进症（简称甲亢）的表现，也可引起血糖增高及糖耐量减低，并可发展为继发性糖尿病，少数患者可出现低钾血症。其他临床表现还包括便秘、腹胀、肠扩张、消化道出血及胆石症等。

　　如何诊断儿茶酚胺增多症呢？主要包括三个方面：一是典型的临床表现。如果出现持续性或者阵发性高血压，高血压与低血压交替，伴有头痛、心悸、大汗淋漓等不适，这时需考虑到患有儿茶酚胺增多症，但是并非所有的患者都具有典型的临床表现。二是血液和尿液中儿茶酚胺及其代谢产物的量。即抽血检测血液中儿茶酚胺的浓度，或者收集1天（24h）的尿液，测定其中儿茶酚胺、香草扁桃酸或者甲氧基去甲肾上腺素、甲氧基肾上腺素的量，这样可以直接或者间接判断是否存在儿茶酚胺增多。三是定位检查。通过行超声波、X线、静脉肾盂造影、计算机断层摄影（CT）、磁共振扫描（MRI）等物理检查，明确引起儿茶酚胺增多症的原因及病灶的位置，为下一步治疗提供依据。

　　明确诊断后你最关心的肯定是如何治疗儿茶酚胺增多症。简而言之，外科手术是治疗儿茶酚胺增多症的唯一有效手段。所以，如果你患有儿茶酚胺增多症这种疾病，建议尽早到泌尿外科就诊。

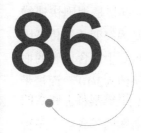

什么是VHL病？

　　有的人患了肿瘤，本已是一件极其不幸的事情，但是"屋漏偏逢连夜雨"，最后发现这种肿瘤不仅累及多种器官或组织，而且具有遗传性，也就是说这种病可以遗传给后代，导致一个家族可以有多名成员发病。下面要介绍的VHL病就是这么一种疾病。

　　VHL病是一种遗传性肿瘤综合征，患者可表现为视网膜和中枢神经系统的血管母细胞瘤，合并肾囊肿或肾细胞瘤、胰腺囊肿或肿瘤、肾上腺嗜铬细胞瘤、内耳内淋巴瘤和附睾囊腺瘤等。总而言之，VHL病可同时累及大脑、视网膜、肾脏、胰腺或者肾上腺等多种器官或者组织，表现为综合征的形式，并且具有遗传性，遗传方式为常染色体显性遗传。

　　VHL病是Von Hippel-Lindau病的简称，Von Hippel-Lindau病的命名是由德国眼科医生Von Hippel与瑞士病理学家Lindau的名字组成，VHL分别是Von、Hippel、Lindau的首字母缩写。Von Hippel和Lindau先后（1895年和1926年）报道了视网膜血管瘤与小脑血管瘤，并发现两者具有相关性及遗传性。自他们之后，陆续有文章报道了许多其他疾病如肾癌、肾囊肿、胰腺囊肿或肿瘤、肾上腺嗜铬细胞瘤等与家族性视网膜血管瘤有关，故后人将其进行了总结，并将此病命名为Von Hippel-Lindau病。

　　VHL病是由VHL基因的突变所引起。VHL基因位于3号染色体，编码合成的蛋白质可以降低血管内皮生长因子（VEGF）的表达，抑制细胞增殖。因为癌的一个显著特点就是细胞快速增殖，所以VHL基因是一种抑癌基因。当VHL基因突变（遗传基因发生改变）时，可造成VEGF表达升高，从而发生富含血管的血管母细胞瘤。人群中携带VHL突变基因者比例约为$3/10^5$，而携带者基本上均表现为VHL病，也就是说VHL病的发病率约$3/10^5$。

　　VHL病表现为多处病变，基本组成可以分为两个部分：一部分是中枢神经系统（如视网膜、脑干、小脑或脊髓）的血管母细胞瘤；另一部分是腹腔脏器病变（如肾上腺嗜铬细胞瘤、肾囊肿或肾细胞癌、胰腺囊肿等）。由于每处肿瘤都有各自的特点，故当不同的病变组合在一起的时候，其临床表现就各不相同。比如：如果一名患者为视网膜血管母细胞瘤合并肾上腺嗜铬细胞瘤，则其临床表现可能为视力受损、高血压、头痛、心悸、多汗等症状；如果一名患者为视网膜血管母细胞瘤合并肾细胞癌，则其临床表现可能为视力受损、腰痛、血尿等症状。不同年龄段，各部位病变的发生率是不一样的，比如肾上腺嗜铬细胞瘤发病年龄较早，而肾细胞癌很少在中枢神经系统和视网膜出现病变之前发生。

　　VHL病的诊断主要依靠眼底检查和全身的影像学检查。如何诊断VHL病呢？对于有VHL家族史的患者，只要存在视网膜血管母细胞瘤、中枢神经系统血管母细胞瘤、肾癌、肾上腺嗜铬细胞瘤中的任何一个，就可以诊断VHL病；对于散发性患者，必须同时具备一个视网膜或中枢神经系统血管母细胞瘤及一个腹腔实质脏器肿瘤才能诊断VHL病；临床上怀疑此病，而VHL突变基因检测阳性者，也可诊断为VHL病。

　　由于VHL病累及多种器官及组织，故治疗方式也应该依据病变部位来选择。对于中枢神经病变，行手术或放射治疗；对于嗜铬细胞瘤，应行手术切除肿瘤；对于肾细胞癌，不管是双侧还是单侧，都应尽量行保留肾单位术，因为尽管单侧切除，对侧肾脏之后也有发生肾肿瘤的可能，而且肾癌根治性切除可能诱发或加快其他部位的VHL肿瘤的生长；对于胰腺囊肿，一般不予处理。

VHL病的主要死亡原因是中枢神经系统血管母细胞瘤破裂出血、肾细胞癌和嗜铬细胞引起的恶性高血压。

VHL病患者子女发病的概率达到50%，所以，一定要对他们进行严密随访，确保发现此病时能尽早处理。

87

什么是异位ACTH综合征?

　　顾名思义，异位就是出现在了它原本不应该在的地方。异位ACTH 综合征（EAS）是库欣综合征的一种特殊类型，是由于垂体以外的肿瘤组织也具有像垂体般的内分泌功能，且能分泌过量有生物活性的ACTH或ACTH类似物，刺激肾上腺皮质增生，使之分泌过量皮质醇、盐皮质激素及性激素，从而引起一系列症状的综合征。异位ACTH综合征患者占库欣综合征患者总数的15%。其最常见的病因为：肺部或者支气管肿瘤，约占50%；胸腺及胰腺肿瘤，各占约10%；甲状腺髓样癌、纵隔肿瘤，胃肠道等部位的肿瘤。与最常见的垂体ACTH瘤患者相比，异位ACTH综合征往往因为肿瘤自主功能强，临床进展快，皮质醇和ACTH升高的幅度大，故病情严重，更容易威胁患者的生命。

　　异位ACTH综合征根据患者的临床表现可以分为显性异位ACTH综合征（Overt EAS）和隐性异位ACTH综合征（Occult EAS）。显性异位ACTH综合征临床进展快，ACTH和皮质醇水平显著升高，通过检查易于发现原发病灶。以小细胞肺癌为代表，肿瘤恶性程度较高，生长速度快，体积大，容易被各种影像检查发现。这些肿瘤分泌ACTH量多，双侧肾上腺增生明显，血皮质醇水平很高。但由于病程短，通常无典型的库欣综合征表现，而有水肿、高血压、低血钾伴肌无力、色素沉着明显等症状，还可有烦渴、多饮、多尿、体重减轻等糖尿病症状。隐性异位ACTH

综合征临床进展隐匿，肿瘤恶性程度低，体积小，生长慢，不易被各种影像技术检查发现。由于病程长，有典型的满月脸、水牛背等库欣综合征表现，在临床上极易与库欣综合征，尤其是伴有低血钾者混淆。原发病灶通过常用影像学检查难以发现，有些患者甚至在数年或者十余年后才发现原发病灶。

异位ACTH综合征因为位置不固定，其诊断也就没那么容易，尤其是隐性异位ACTH综合征的诊断，通常是临床上的难题。大剂量地塞米松抑制试验往往很难区分是否为异位ACTH综合征，而双侧岩下窦静脉取血对鉴别库欣病和异位ACTH综合征具有较高的敏感性和特异性，但无法区分异位ACTH综合征病灶的具体位置，需要通过生长抑素受体显像、PET扫描等检查来进行病灶定位。

异位ACTH综合征肿瘤如能早期发现并行根治性切除，一般预后较好。但临床上有很大一部分患者不能及时找到异位肿瘤，此时的高皮质醇血症会严重威胁患者生命，因此可考虑行双侧肾上腺次全切除术，术后辅以皮质激素替代治疗。对于不能定位且未行肾上腺切除的患者，可以口服肾上腺皮质激素抑制剂氨鲁米特等控制高皮质醇状态。而对于那些无法切除，已有转移者，可选择化疗。但从远期预后来讲，显性异位ACTH综合征的预后较差。

总之，当我们遇到异位ACTH综合征可疑病例时，尤其是顽固性低钾血症的患者时，应及时检测患者血钾、24h尿钾排出量、血浆ACTH和皮质醇水平，做到早发现，早诊断，早治疗，尽可能改善患者预后。

什么是肾血管性高血压?

高血压病从病因上区分,分为原发性高血压和继发性高血压。简而言之,没有明确病因的高血压病,我们称为原发性高血压;继发于其他疾病或原因的高血压,我们称之为继发性高血压。继发性高血压约占高血压病人群的10%~15%,其临床表现、并发症和后果与原发性高血压病相似。原发性高血压服用降压药物治疗,效果比较理想;继发性高血压单用降压药治疗效果不佳,只有治疗原发疾病,才能有效地控制血压。所以,原发性高血压与继发性高血压的鉴别诊断对于高血压的治疗是非常重要的。

目前医学上常见的引起继发性高血压的原因有:①肾脏病变,如急慢性肾小球肾炎、肾盂肾炎、肾动脉狭窄等。②大血管病变,如大血管畸形、多发性大动脉炎等。③妊娠高血压综合征,多发生于妊娠晚期,严重时要终止妊娠。④内分泌性病变,如嗜铬细胞瘤、原发性醛固酮增多症等。⑤脑部疾患,如脑瘤、脑部创伤等。⑥药源性因素,如长期口服避孕药、器官移植长期应用激素等。血压升高仅是这些疾病的一个临床表现,在引起继发性高血压的众多病因中,不要忘记一个重要的病因——肾血管异常。

肾血管性高血压(renovascular hypertension,RVH),是肾血管异常引起的高血压,医学上指单侧或者双侧肾动脉主干或者分支狭窄引起的高血压,是最常见的引起继发性高血压的病因之一，在高血压人群中其发病率为1%~3%。在西方国家，病因以动脉粥样硬化为主（约90%），其次是纤维肌性结构不良。在我国，病因也是以动脉粥样硬化为主（约80%），其次是大动脉炎（约15%）和纤维肌性结构不良（约5%）。但鉴于我国成人的高血压患病率达18%，我们可以推测，肾血管性高血压的患者总数还是相当大的。

为什么肾血管异常会引起高血压呢？主要原因在于：当肾动脉发生狭窄病变后，流向肾脏的血流减少，肾脏自身的"警报器"——肾素-血管紧张素-醛固酮系统开始报警。当肾脏血流减少，该系统可以快速地识别，并通过水钠潴留，收缩血管等一系列作用来提高血压，保证肾脏的血液灌注。当肾动脉狭窄时，早期解除肾动脉的狭窄，可使血压恢复正常。若拖延时间过长，由于高血压维持机制参与或肾功能减退，即使解除了肾动脉的狭窄，血压也比较难恢复到正常的状态。

如何知道自己有没有肾血管性高血压呢？凡进展迅速或突然加重的高血压，均可怀疑肾血管性高血压。患者大多有舒张压中度、重度升高症状，体检时在上腹部或背部肋脊角处可闻及血管杂音。在众多的检查当中，多普勒超声、放射性核素肾图、大剂量快速静脉肾盂造影，均有助于诊断。肾动脉造影可明确诊断和确定狭窄部位，分侧肾静脉肾素活性测定可预测手术治疗效果。

如果确诊了肾血管性高血压，又应该怎样治疗呢？医生首先需要根据患者年龄、伴随疾病、肾功能、患肾体积、血压水平、对降压药的反应及肾动脉狭窄纠正后对血压与肾功能可能的影响等因素进行综合的考虑，选择个体化治疗方案。治疗的主要目标是保护肾功能。其次是控制血压，最终目标是降低心血管事件和死亡。

常见的手术方式有：①经皮肾动脉成形术、经皮肾动脉成形术及支架植入术，适用于纤维肌肉发育不良及单侧非僵硬、非闭塞性动脉粥样硬化。对肾动脉炎、经皮肾动脉成形术后病变复发、血管重建术后吻合口狭窄、单侧非开口处局限性狭窄亦有效。②肾血管重建术、自体肾移植、肾切除及肾部分切除术，适用于不宜经皮肾动脉成形术患者。不宜上述手法治疗的患者，可采用降压药物联合治疗。但需要注意，对于双侧肾动脉狭窄、肾功能已受损或非狭窄侧肾功能较差患者，禁用血管紧张素转换酶抑制剂或 β -受体阻滞剂，因为这类药物解除缺血性肾脏出球小动脉的收缩作用，使肾小球内囊内压下降，肾功能恶化，所以治疗时需要实时监测肾脏功能及肾脏大小。

通过上述简要的介绍，我们知道肾血管性疾病就是引起继发性高血压的重要原因之一，同时对肾血管性高血压的致病机制、疾病危害和治疗有一个大致的了解。在继发性高血压治疗中，我们只有明确病因，才能保护好肾脏，控制好血压，拥有健康的身体。

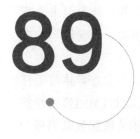

什么是肾上腺囊肿？

肾上腺囊肿泛指肾上腺囊性病变，多为非功能性的，很少有内分泌紊乱的表现。肾上腺囊肿多由外伤感染、胚胎发育等原因造成。肾上腺囊肿在临床上较为少见，既往国外文献报道发病率仅为0.06%，主要在尸检或其他手术时发现，占同期肾上腺病变的3%~5%。近年来随着影像学检查的普及，加之人们健康意识的提高，肾上腺囊肿的总检出率也有增加。肾上腺囊肿女性多见，男女之比为1∶3，成年人多发，以单侧发病为主，双侧发病者占8%~15%。

平时我们听到较多的是肾脏囊肿，肾上腺囊肿又有什么不同表现呢？肾上腺囊肿多呈圆形，囊肿大小及性质有所不同，因临床症状不明显，发现时多较大。依据病因不同，将囊肿分为3类：①真性囊肿：以淋巴管或血管扩张形成的内皮性囊肿（约占40%），由皮脂腺上皮细胞变形或胚胎残留错构瘤形成的上皮性囊肿（约占9%）。真性囊肿壁较薄，为0.5~2mm，也可有不同程度钙化，囊液往往清亮，色淡黄，可有少量絮状沉淀。②假性囊肿：因外伤、感染或动脉粥样硬化等原因形成的无内皮细胞被衬的囊性包块。肾上腺良、恶性肿瘤出血形成的囊性改变亦属于此类，约占39%。内壁可见弧形钙化斑，壁内粗糙，液体色质多样，与出血的陈旧性有关，常为淡黄色、黄绿色、棕色，有时可见胶冻状凝块，少数反复出血坏死，可引起囊内钙化灶形成。③寄生虫性囊肿：极少见，常为包虫性囊肿，仅占7%左右。囊液多混浊，成单囊或多囊，囊壁较厚、内有角化层，壁内常有钙化。

临床症状与肾上腺囊肿的大小密切相关，小的囊肿可无任何临床症状，只是体检或因其他疾病做B超、CT或MRI检查时偶然发现。当肾上腺囊肿体积较大时，可在患侧上腹部触及圆形、表面光滑、界限清楚、有囊性感的包块，肋脊角饱满或可伴有压痛、叩击痛症状。当压迫邻近器官时可引起相应临床症状，如压迫胃肠道时可产生胃部不适、食欲不振、恶心、呕吐、腹胀、便秘，甚至肠梗阻；压迫腹后壁或者膈肌可出现腰背部、上腹部或季肋部胀痛，有时为隐痛或酸痛，可牵涉到肩部痛；囊肿破裂出血时则出现急腹症症状，腹痛剧烈、恶心呕吐、腹肌紧张、腹部压痛、肠鸣音减弱甚至虚脱，严重者出现出血性休克表现，面色苍白、血压下降、四肢发凉、脉搏细数等；囊肿合并感染时可表现为发热、腰部或季肋部疼痛、肋脊角叩击痛、白细胞增多等。

如果怀疑患有肾上腺囊肿则需要进一步的检查以帮助确诊。常见的检查方法有：①腹部平片。②B超检查。③CT检查。④MRI检查。有时候只需要这些检查中的一项，有时候则需要其中的多项检查联合应用以帮助确诊。

一般对直径小于3cm的囊肿，可随访观察；直径3~5cm的囊肿，可在B超引导下穿刺，如抽出囊液清亮透明，可在抽液后向囊内注入无水乙醇或四环素等硬化剂；直径大于5cm的囊肿可考虑手术切除，特别是术前不能排除恶性病变的囊肿。随着微创手术的开展，腹腔镜肾上腺囊肿切除术已得到广泛的应用。对包虫性囊肿，术中严格保护好周围组织，先吸出部分囊液，再向囊腔内注入4%福尔马林，杀死头节后，再切开外囊，清除子囊，福尔马林涂擦外囊壁后切除外囊。

总而言之，肾上腺囊肿发病率低，性质以良性、无功能性为主，恶性罕见。囊肿较小时，定期复查；囊肿较大或引起临床症状时，以手术治疗为主。现代微创技术的发展，使肾上腺囊肿手术在安全性的前提下，减少手术创伤，达到术后美观的效果。

90

肾上腺髓样脂肪瘤是怎么回事？

生活中我们或许听过周围的亲戚、朋友说过自己背上、胳膊、腿上长有包块，去医院一查，原来是脂肪瘤。脂肪瘤是由成熟脂肪细胞所构成的一种常见良性、浅表性肿瘤，可发生于任何部位，表现为单个和多个皮下局限性肿块，肿物生长缓慢，极少恶变。那么，肾上腺脂肪瘤是怎么一回事呢？

其实，肾上腺脂肪瘤在医学上有一个更专业的名字：肾上腺髓样脂肪瘤。它是由Oberling在1929年发现并首次命名。肾上腺髓样脂肪瘤多发生于肾上腺髓质，该肿瘤性质为无功能良性肿瘤，临床比较少见，其病因不明，可能是骨髓和脂肪组织沉积的表现之一。生活中，患有肾上腺髓样脂肪瘤的患者起初不会有明显临床症状和体征，因缺乏特异性的临床表现，常常在体检或其他疾病检查时发现。当肿瘤增大压迫邻近组织或伴有瘤内出血时，可出现腰腹胀痛或上腹部钝痛、恶心、呕吐等症状。少数肿瘤过大者，腹部可触及包块。部分患者伴有肥胖和高血压，少于20%的患者出现血尿。近年随着体检普及，B超、CT等先进影像学技术的提高，检出率有所提高，许多无症状肾上腺髓样脂肪瘤得以发现并早期处理。

既然肾上腺髓样脂肪瘤在早期主要靠相关检查才得以发现，那么它在相关检查中有什么样的体现呢？因为肾上腺髓样脂肪瘤的性质为无功能良性肿瘤，所以肾上腺的实验室检查各项内分泌指标大多正常，诊断主要还是借助于影像学检查。体检时B超、CT或MRI检查可提示肾上腺区域占位性病变，富含脂肪的低密度不均匀包块，无向外浸润和转移征象。具体而言，从B超上看，其声像图为肾上腺区见不规则或球形的强回声结节或肿块，与肾周围脂肪有分界。从CT上看，其具有特征性的脂肪低密度肿块，CT值-120～-40Hu，边界清楚，中央可见分隔，瘤内密度不均匀。MRI的描述就更为专业了，呈均匀或不均匀的脂肪样信号强度，但也有的髓样脂肪瘤无脂肪信号强度，T1加权信号呈低信号，T2加权信号强度近似或低于肝脏，这时MRI定性诊断有困难。所以肾上腺髓样脂肪瘤在影像学检查时需要与一些其他类型的肿瘤相区别：①肾上腺皮质癌，多有包膜或周边脏器浸润征象，MRI和CT增强扫描可见不规则密度增强影，而髓样脂肪瘤增强扫描变化不大。②肾上腺血管平滑肌脂肪瘤，因其多血管肿瘤，MRI、CT增强扫描变化较髓样脂肪瘤变化明显，必要时行动脉造影，肾血管平滑肌脂肪瘤可见草莓样的动脉瘤。③畸胎瘤，可有钙化、骨化灶，但脂肪成分少，影像学有一定鉴别意义。

当然肾上腺部位的肿瘤在影像学方面的表现可能会有重叠，有时与其他的肿瘤难以鉴别，最终还是需要把切下来的肿瘤送去做一个叫组织病理化验的检查才能确诊。

通过上述介绍，我们知道肾上腺髓样脂肪瘤为无功能良性肿瘤，那么是不是可以不管它呢？答案是否定的。虽然目前肾上腺髓样脂肪瘤尚未见恶性报道，但是身体上长着肿瘤都会对健康造成一定的威胁。因此，对于直径小于4cm的肿瘤，我们可选择随访观察，每隔6个月B超或CT复查。若随访中肿瘤每年增大直径大于1cm或者出现内分泌功能异常，有症状者应尽早手术。若肿瘤直径大于或等于4cm，具有内分泌功能，有症状者应尽早手术。一般来说，对于直径小于6cm的肾上腺肿瘤适用于腹腔镜手术，而较大的肾上腺肿瘤可以选择开放手术。

91

肾上腺皮质癌是怎么回事？

　　通过前面的介绍，我们已经知道肾上腺可能会有不同类型的肿瘤。有的是良性的，如肾上腺皮质腺瘤、脂肪瘤等，通过药物或者手术等治疗方式一般是可以治愈的；有的肿瘤则是属于恶性的，如肾上腺皮质癌，治疗起来相对比较棘手。对于恶性肿瘤要是能做到早发现、早治疗，可很大程度上减少肿瘤给我们带来的痛苦，并且有可能得到根治。我们在平时似乎较少注意到肾上腺皮质癌，主要因为这种癌症的发病率极低，年发病率仅为（1~2）/100万，也就是说一座几百万人口的大型城市平均每年患此种病只有几个人。

　　肾上腺皮质癌（adrenal cortical carcinoma，ACC），是发生在肾上腺皮质的恶性肿瘤。医学上指肾上腺皮质细胞的恶性上皮性肿瘤，病因不详，多为腺癌，其恶性程度高，预后差。临床上肾上腺皮质癌可分为功能性和无功能性两种类型。那么这两种类型应该怎么区分呢？功能性的肾上腺皮质癌由于分泌不同的皮质激素（糖皮质激素、盐皮质激素和性激素）而引起相应的临床症状。常见的有糖皮质激素（主要是皮质醇）分泌异常引起的皮质醇增多症，表现为高血压、糖尿病、向心性肥胖、满月脸、水牛背、皮肤菲薄等；盐皮质激素分泌异常引起的醛固酮增多症，表现为高血压、低血钾、下肢水肿；比较少见还有性激素分泌异常引起的肾上腺性征异常症，表现为女性假两性畸形。而无功能肾上腺皮质癌没有内分泌紊乱的表现，临床上表现隐匿，缺乏特征性，很多患者不知道自己已经患上该病，因此早期诊断此病较为困难。部分患者可因为肿物的压迫和牵拉而出现腰痛和腹痛就诊，行B超和CT检查偶然发现肾上腺占位。

通过上述肾上腺皮质癌的介绍，典型的功能性临床症状特别是合并男性化或女性化的库欣综合征表现为我们诊断肾上腺皮质癌提供重要线索。当出现上述症状，应该引起我们的关注，及早就医。临床中对肾上腺皮质癌的诊断主要依靠影像学及其相关内分泌检查，确诊则需依靠组织病理学检查。

所有可疑肾上腺皮质癌患者必须进行内分泌学检查，其原因在于：①激素的分泌方式可能提示恶变，如高浓度的脱氢表雄酮、类固醇前体、17β-雌二醇（男性）等。尿类固醇代谢产物浓度显著增高、同时分泌雄激素和皮质醇者，应高度怀疑皮质癌。②自主性分泌皮质醇者，术后可能出现肾上腺皮质功能不足。③术前必须与嗜铬细胞瘤相区别。④特定激素可能作为肿瘤标记物便于术后随诊。

根据病情需要进行的相关内分泌学检查项目（如表10）：

表10　肾上腺皮质癌内分泌评估表

激素类别	推荐实验室检查
糖皮质激素（至少3项）	24h-UFC
	过夜-1mg-地塞米松抑制试验
	血浆ACTH
	血清皮质醇
性激素	脱氢表雄酮（DHEA）
	雄烯二酮
	睾酮（女性）
	17β-雌二醇（男性或绝经妇女）
	17-羟孕酮

（续表）

激素类别	推荐实验室检查
性激素	去氧皮质酮
盐皮质激素	血浆醛固酮/肾素活性比值（仅高血压和/或低血钾者）
	血钾
排除嗜铬细胞瘤	24h尿儿茶酚胺
（至少1项）	血浆游离甲氧基肾上腺素或甲氧基去甲肾上腺素

影像学检查项目：

CT平扫+增强（推荐）。肾上腺皮质癌在此项检查的典型表现包括：体积大（直径大于5cm）、中央低密度、边缘不规则但模糊伴轻度强化、有侵入下腔静脉、深静脉的趋势。MRI，造影剂过敏或妊娠者，用MRI代替CT，或用于大的肿瘤术前评价与血管的关系。FDG-PET（可选）仅用于疑为转移瘤患者。骨扫描（可选）用于疑骨转移者。

其他推荐检查：腹部超声波检查、胸部X线片，评估有无转移。其他可选择的影像学检查有核素肾血流图、静脉尿路造影、间碘苄胍检查（用于疑似嗜铬细胞瘤者）。如果仅怀疑是肾上腺转移瘤可以选择穿刺活检以明确肿瘤性质。

治疗癌症的药物种类繁多，疗效各异，是否存在治疗肾上腺皮质癌的特效药？目前最有效的药物为密妥坦，推荐作为治疗肾上腺皮质癌的首选药物，它主要是通过作用于肾上腺皮质束状带和网状带的细胞线粒体，诱导其变性坏死，适用于晚期肿瘤或术后有残留病灶的患者（肿瘤Ⅱ~Ⅳ期）。有效率约35%，多为短暂的部分缓解，偶有完全缓解长期生存者，体内密妥坦有效浓度维持时间越长的患者治疗效果越好。治疗晚期肾上腺皮质癌的密妥坦相关的化疗有EDP/M方案（顺铂、依托泊苷、多柔比星、密妥坦）和Sz/M方案（链尿霉素、密妥坦），缓解率约50%。EDP/

M方案的治疗有效率和疾病无进展生存率优于Sz/M方案，两个方案的毒副效应类似。

综上，肾上腺皮质癌的发病率极低，通过影像学、内分泌学检查可以进行初步的诊断，最终的确诊要依靠组织病理学检查。对于肾上腺皮质癌患者而言，早期发现，尽早行根治性肾上腺切除术仍然是主要治疗方式，围手术期加强管理，术后定期复查检测，是积极的治疗方式。药物治疗方面首选密妥坦。

92

体检时偶然发现了肾上腺肿瘤怎么办?

近些年我国经济高速发展,人们的健康意识也得到了进一步提高,很多人即使平时感觉身体棒棒的,也会进行定期体检。但体检时偶然发现肾上腺肿瘤时,我们应该怎么办?

肾上腺偶发瘤(adrenal incidentaloma, AI)是指在健康体检或其他与肾上腺疾病无关疾病进行诊断和治疗期间,影像学检查时偶然发现的直径大于或等于1cm的肾上腺肿瘤,不包括病史和体格检查明确提示肾上腺疾病,如向心性肥胖,阵发性、恶性、难治性高血压,或低血钾患者进行检查时发现的肾上腺肿瘤。

随着人们健康意识的提高及定期体检,肾上腺肿瘤的检出率也随之提高。AI的发现率占影像学检查人群的4%~6%,发病率随年龄而增高。CT检查时,低于30岁人群中AI患病率约0.2%,高于70岁人群中AI患病率约7%。肾上腺偶发瘤较常见于女性,男女比例为1:(1.3~1.5),肿瘤大小为1~2cm,且多为无功能性腺瘤。

偶然发现肾上腺肿瘤后首先应该明确3个主要问题:①良性或恶性。②原发性或转移性。③有无内分泌功能。

(1)AI的良、恶性。临床诊断主要依靠影像学检查,但确诊仍需组织病理学检查。影像学检查对于判断肾上腺肿瘤的良恶性有重要的价值。肿瘤的直径大于3cm,良、恶性之比为5:1。肿瘤直径大于4cm,良、恶性之比为3:1。大多数肾上腺皮质癌肿瘤直径大于5cm。肿瘤直径与良、恶性有关，但不是唯一的指标，同时还需依据肿瘤在生理及代谢方面的3点差异：①细胞内脂质密度。②血流灌注状态。③肿瘤代谢状态。相关的影像学检查方法有：①CT：推荐首选。②MRI（推荐）：不优于CT，适用于妊娠、儿童、造影剂过敏者。③超声检查（可选）：用于初筛。④PET（可选）：对鉴别转移瘤可能有益，仅用于CT可疑或恶性肿瘤史者。细针穿刺活检（可选）不作为常规推荐检查项目。具备这些指征时可考虑穿刺活检：①恶性肿瘤病史。②没有其他转移灶征象。③肿瘤密度不均匀，平均CT值大于20Hu。④排除嗜铬细胞瘤，以免穿刺诱发高血压危象。

（2）鉴别原发与转移。了解病史，一般具有恶性肿瘤病史的AI患者，转移癌为最常见的原因，占50%～75%。原发肿瘤多见于肺、乳腺、肾脏、甲状腺、胃肠道的癌及黑色素瘤、淋巴瘤等。原发灶不明的肾上腺转移癌罕见。寻找其他部位转移证据以及^{18}F-FDG-PET有助诊断，但约16%的肾上腺良性病变FDG也可高摄取，必要时穿刺活检。

（3）内分泌功能状态。对AI患者需要进行内分泌功能状态检查，目的在于明确有无嗜铬细胞瘤、皮质醇增多症、原发性醛固酮增多症及性激素异常等，筛查结果可疑者，应行相关确诊试验。临床推荐筛查实验有：①24h尿儿茶酚胺，血、尿甲氧肾上腺类（甲氧基肾上腺素、甲基去甲肾上腺素）。②血、24h尿游离皮质醇，过夜小剂量（1mg）地塞米松抑制试验。③血钾、血浆醛固酮/肾素活性比值（高血压者）。④睾酮、脱氢表雄酮。

通过上述的介绍，我们了解到体检偶然发现肾上腺肿瘤之后，首先应该明确肿瘤良性、恶性，原发性、转移性，有无内分泌功能这三个主要问题。对肿瘤的处理，将在下一个问题讨论。生活中我们通过体检对疾病做到早发现、早治疗，这是我们健康意识的一大提高，同时也是我们健康生活的保障。

93

肾上腺偶发瘤需要怎么处理，是手术治疗吗？

肾上腺偶发瘤检出后首先需确定肿瘤的良、恶性，原发性或者转移性，有无内分泌功能3个主要问题，确定AI的性质后根据情况进行相应的治疗。那么肾上腺偶发瘤的良、恶性情况怎么样？需要怎么处理，是手术治疗吗？

肾上腺偶发瘤多数是来源于肾上腺皮质，无功能性肿瘤占多数，但部分AI可自主性分泌激素，其分泌量不足以产生临床症状和体征，称为亚临床或临床前期病变。AI中恶性肿瘤少见。肾上腺偶发瘤的病理类型多种多样，几乎涵盖了肾上腺病变的所有类型。不同文献报道有些差异，下面我们罗列一组数据来介绍，AI中腺瘤占41%～52%，转移癌约占19%，皮质癌占5%～10%，髓样脂肪瘤约占9%，嗜铬细胞瘤约占8%。从功能性来说，无功能腺瘤约占74%，亚临床库欣综合征占5%～20%，肾上腺醛固酮瘤约占1.2%，嗜铬细胞瘤约占4.7%，肾上腺皮质癌约占4.8%和转移病灶约占2.3%。恶性率2%～3%，但随肿瘤大小变化：肿瘤直径小于或等于4cm、4～6cm、大于6cm，其恶性率分别约为2%、6%、25%。左右侧发病无差别。

既然肾上腺偶发瘤中良性、无功能肿瘤占多数，少数是有功能、转移性或者恶性肿瘤，是不是意味着绝大多数肾上腺偶发瘤就不需要手术处理了？

这个问题需要具体情况具体分析。在临床工作中，AI的治疗既取决于有无内分泌功能，又要根据肿瘤的良、恶性及肿瘤的大小，同时估计患者的全身状况和意愿。对于：①具有内分泌功能者。②可疑恶性者。③肿瘤直径大于或等于4cm者。④孤立的肾上腺转移瘤，原发瘤可控。⑤无功能肿瘤直径小于4cm，全身状况良好及手术

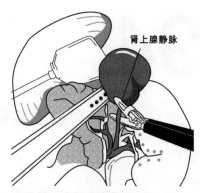

肾上腺静脉

图8 肾上腺肿瘤的腔镜手术

意愿强烈患者。这些情况下是适合选择手术积极处理的。具体手术方式有：经腹腔镜手术（如图8）推荐首选，一般来说，适合应用于直径小于6cm的良性肿瘤或者无局部侵犯的转移瘤；开放性手术则适用于周围侵犯的转移瘤和肾上腺皮质癌。对于患者围手术期的管理是治疗AI的一个重要环节，加强患者激素水平的监测，根据情况补充肾上腺的激素以免发生肾上腺危象。术后根据相关肾上腺肿瘤的临床和病理类型进行随访。

有些肾上腺偶发瘤可以暂时不需要手术，比如直径小于4cm、无内分泌功能的肾上腺偶发瘤是相对安全的，可以选择观察。每年进行1次过夜1mg地塞米松抑制试验和24h尿儿茶酚胺或血甲氧基肾上腺素检测，连续4年；首次6~12个月内复查CT，以后每年复查1次；如果肿瘤增大过快（每年大于或等于1厘米）或激素分泌过多，可进行手术治疗。

AI并不如大家所误解的那样需要马上手术治疗，毕竟AI中良性无功能性质的占多数，很多只要定期复查检测。当然对于恶性、体积太大或有内分泌功能的肿瘤而言，手术治疗是治疗疾病、维持健康的首选。对疾病有了一个全面理性的认识，更加有利于我们做出正确的治疗选择。

什么是肾上腺性征异常症?

日常生活中，我们或多或少会听到一些或看到一些奇怪现象：有些女婴出生后被发现生殖器畸形，长大后出现喉结、长胡须等；有些男童3岁即出现外生殖器增大，开始长阴毛等。引起上述现象的很可能是一种疾病：肾上腺性征异常症。

肾上腺性征异常症又称肾上腺生殖综合征，指由肾上腺的先天性或者后天性病变所致性激素分泌过量引起生殖器官发育及性征异常为主的症候群。其主要的病变是肾上腺皮质增生和肾上腺肿瘤，而患者的性染色体和性腺正常。临床以雄激素分泌过量，引起女性男性化及男性性早熟最为常见。

肾上腺是人体一个重要的内分泌器官，它分泌多种激素，调节人体多个生理过程，如果其中任何一种激素的产生或者分泌产生紊乱，都会对人体产生一系列的影响。我们先讲讲肾上腺皮质网状带分泌的激素：性激素。肾上腺分泌性激素，可以分为雄激素和雌激素，而性激素具有促进性器官成熟、第二性征发育及维持性功能等作用，通俗点来说正常的性激素分泌可以使男人像男人，女人像女人。有一些小伙伴到医院看病时，医生会开性激素六项检查，这时有人会有疑问：我明明是男的，医生怎么让我查雌激素呢？或者，我明明是女的，怎么还查雄激素呢？其实，不管男性还是女性，体内都会分泌雄激素和雌激素，只是性别不同，其分泌的水平会有差异。肾上腺皮质分泌的性激素且以雄激素为主。如果肾上腺皮质增生或肾上腺肿瘤导致这一功能发生异常，很可能引起肾上腺性征异常症。

先天性肾上腺性征异常症是一种常染色体隐性遗传病，临床上比较少见，主要是肾上腺皮质激素合成的过程中所需酶的先天性缺陷所引起。在肾上腺皮质正常发育过程中，必须有酶的正常作用，才能顺利完成，酶的供应缺乏或作用发生障碍，促使肾上腺皮质增生，从而增加雄激素的产生和作用，大量的雄激素使女性患者向男性特征转化，或者男性出现性早熟。但是，这种性征的转化，只是表现在生殖器外形和自身相貌的改变，其真正的性别未变。因为决定其性别的性腺和性染色体未变。另外，因为雄激素还有调节体内水钠平衡的作用，所以不论男性女性，都可能出现继发性高血压或水钠潴留。

先天性肾上腺性征异常症在胎儿时期就会表现出异常，那么对于女婴和男婴来说，分别有什么样的不同？

在生活中，该疾病的女婴常表现为女性假两性畸形，即其阴蒂肥大，如阴茎，能勃起，腹侧似尿道下裂，大阴唇融合似分裂状阴囊；其相貌和男孩一般，皮肤黝黑，多毛发、寡言；生长快，过早出现阴毛和痤疮；骨骼迅速成熟，骨骼闭合早。还具有其他男性化症状：有喉结、声音粗、肌肉发达、乳房不发育、面部具有男性特征等。该疾病的男婴胎儿期异常主要表现为发育过早，外生殖器较大且多伴有畸形，如会阴型尿道下裂、分裂型阴囊。

预防先天性肾上腺性征异常症，产前诊治是最有效的方法。预防措施须在妊娠10～16周进行，可以通过测定羊水17-酮类固醇与孕三醇，进行21-羟化酶缺乏胎儿的产前诊断和治疗监测。如果婴儿已经出生，由于先天性肾上腺性征异常症生长高峰在3岁以内，且骨龄可以超过5年以上，3岁以后治疗则很难达到正常人身高。因此，早期诊断和早期治疗非常重要。对于凡是女性假两性畸形，男性性早熟，新生儿不明原因呕吐、腹泻，1岁后出现生长迅速，骨龄提前及难以纠正的水电解质紊乱，要警惕此病，及早到正规医院泌尿外科进行诊治。

怎样区分肾上腺增生和肿瘤导致的性征异常？

肾上腺分泌性激素发生异常会导致性征异常，主要表现为：女性假两性畸形和男性化，男性性早熟等。那么，肾上腺怎样的异常会导致性征异常呢？

在本书的开始部分关于肾上腺的知识中，我们了解到肾上腺皮质由球状带、束状带、网状带组成。球状带位于最外层，分泌盐皮质激素；束状带位于中间层，是最大的皮质带，约占75%，分泌糖皮质激素；网状带位于最内层，主要合成雄性激素和少量雌性激素。正常肾上腺合成激素需要经过一系列酶催化，有些酶是合成这一类激素或其中两类激素的过程中所共同需要的。肾上腺合成激素是在大脑中一个总调控器——垂体的调控下进行，当然垂体也会受更高级的"领导"——下丘脑的调控。当先天性肾上腺皮质增生症时，由于酶缺陷致使糖皮质激素、盐皮质激素合成下降，导致血中糖皮质激素水平降低，反馈给垂体的信息就是合成量不够，导致垂体错误地"感觉"应该分泌更多的刺激激素促使肾上腺更多地合成激素，这些刺激激素刺激肾上腺皮质增生。如果网状带增生了，性激素合成的量会增加，从而导致性征异常。因此，肾上腺皮质的增生可以导致性征异常（如图9）。

另外，如果肾上腺长了肿瘤时，又恰巧该肿瘤长在网状带（分泌性激素的部位），且恶变的肿瘤细胞具有分泌性激素的功能，由于肿瘤细胞生长过快，且肿瘤细胞通常不会听从垂体"总

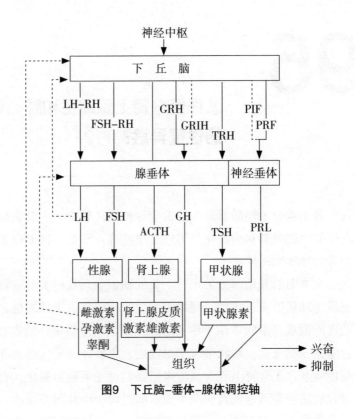

神经中枢

图9 下丘脑-垂体-腺体调控轴

调控器"的指令，从而使性激素的分泌绝对增多，导致性征异常。由此可见，肾上腺皮质的增生和肿瘤，都有可能使性激素分泌异常，从而引起性征异常。

什么是两性畸形？

提到两性畸形，大家可能首先想到的是泰国的人妖。人妖属于人造的两性人，他们是指原本是男性，但通过长期服用雌性激素或者通过外科整形而出现女性特征的特殊人群，他们有女性的第二性征，也有男性的生殖器。同时我们也会注意到另一个群体：变性人。所谓变性人就是通过变性手术改造外生殖器和第二性征，从而达到改变本身性别的目的。不管是人妖还是变性人，都是通过后天的药物或者手术来改变性征，不能称之为畸形，毕竟他们是通过主观意愿后天选择改变自己的性征，所以变性人和人妖都不是假两性畸形。

其实在我们的世界里还存在自然的"两性人"，同时具有男性和女性的某些生理和社会特征，我们称之为两性畸形。在医学上，染色体、外生殖器、生殖道和性腺四方面表现一致，这是确定一个人的性别的基础。如果这四方面出现矛盾，即可判为两性畸形。

那么，假两性畸形和两性畸形是什么关系？怎么区分？

在医学上，根据性腺的病检及染色体检查，初步可将两性畸形分为真两性畸形、假两性畸形和性染色体畸变三种类型。假两性畸形又可再分为男性假两性畸形和女性假两性畸形。人类自然性别的区分主要根据染色体和主性腺的不同来划分。正常人都有两条决定性别的染色体，叫作性染色体，男性的性染色体为

X+Y，女性的性染色体为X+X，人的性别从精子与卵子受精的一刻就已经决定。而主性腺的不同是指，男性的主性腺为睾丸，而女性的主性腺为卵巢。真两性畸形和假两性畸形之分，是根据体内染色体分型和主性腺来判断的。真两性畸形即在同一个人身体上，既有完整的男性性腺睾丸，又有完整的女性性腺卵巢的畸形现象。卵巢和睾丸皆可有内分泌功能，即体内同时有雌激素和雄激素，但常以其中一种激素占优势。假两性畸形与真两性畸形不同之处在于，假两性畸形人体内实际只有一种性腺，或者是男性性腺睾丸，或者是女性性腺卵巢，但外生殖器和第二性征同时有两性特征。即具有男性性腺者，其外生殖器是女性特征；具有女性性腺者，其外生殖器却是男性特征。因而出现貌似女性，实为男性，或貌似男性，实为女性的假两性畸形人。

由此可见，不管男性和女性都可能患假两性畸形。女性假两性畸形是指患者体内的主生殖腺是卵巢，但外阴部酷似男性生殖器。例如，阴蒂特别肥大像男孩儿的阴茎，大阴唇左右连合，有的卵巢过度下降以至降入大阴唇而类似阴囊，但其中没有睾丸；外表有喉结，长胡须。此种畸形患者，生下来后因其外生殖器呈男性特征，容易被父母当成男孩来抚养教育，被周围人误认为男性。男性假两性畸形是指患者体内生殖腺是睾丸，但外生殖器却像女性的外阴。患有此种畸形的男性，其阴茎萎缩，犹如女性的阴蒂，尿道下裂，好似女性的阴道口，阴囊分开，形若女性的大阴唇；睾丸多为隐睾，隐匿于腹腔、腹股沟或者酷似女性大阴唇的阴囊内。此种畸形患者，由于外生殖器呈女性特征，因而生下来以后，容易被父母当作女性来进行抚养教育。有的患者睾丸发育不良，到了青春期以后，男性特征仍不明显；有的患者成年后，阴茎能够勃起，并可以性交和射精，甚至具有生育能力。

97

补充相应的激素可以治疗假两性畸形吗？

要回答上述问题，我们先从为什么会患上假两性畸形说起。

假两性畸形分为女性假两性畸形和男性假两性畸形，这二者形成过程是有区别的。先说说女性假两性畸形。女性假两性畸形患者的染色体为46+XX，性腺是卵巢，有子宫和阴道。其最常见的致病因素有两种：①先天性肾上腺皮质增生。②孕妇在孕期服用具有雄激素作用的药物、患肾上腺肿瘤或多囊卵巢，都可能使体内雄性激素过多而造成女性胎儿的男性化。其中，先天性肾上腺皮质增生是女性假两性畸形最常见病因，呈染色体隐性遗传，其发病机制是基因突变引起肾上腺皮质激素合成有关的酶，特别是一种名为21-羟化酶的缺乏，故不能将体内一种名为17-羟孕酮转化为皮质酮；当皮质酮合成减少时，对丘脑下部和垂体前叶的正常反馈消失，导致促肾上腺皮质激素增加而刺激有缺陷的肾上腺增生，使分泌的皮质酮趋于正常，同时也刺激肾上腺网状带产生大量雄性激素，使女婴出现男性化表现。另外一个常见的病因就是孕妇在孕期服用具有雄激素作用的药物、患肾上腺肿瘤或多囊卵巢，都可能使体内雄性激素过多而造成女性胎儿的男性化。其发病机制主要是胚胎发育早期，大量雄激素药物（如睾酮）在5-α还原酶的作用下，转化为双氢睾酮，双氢睾酮可使原本女婴的外生殖器发育为男性外生殖器，从而使该患儿的外生殖器向男性分化。所以，那些急于想要男宝宝的妈妈们，听信了网络上的一些谣传，服用大量雄激素药物，希望借此怀上男宝宝，有可能导致原本为女性的婴儿患上女性假两性畸形这种疾病。

说完女性假两性畸形的常见病因，再谈谈男性假两性畸形的致病因素。

男性假两性畸形其染色体为46+XY，性腺是发育不良的睾丸，因外生殖器和第二性征发育异常，社会性别常为女性。其主要病因是X染色体上的基因突变引起，此类疾病可能同家族遗传有关，呈X连锁隐性遗传或限男性的常染色体显性遗传。患者睾丸常位于腹股沟或大阴唇内，虽大小外形尚正常，但发育不全，青春期常发生恶变。这主要是因为位于X染色体上的显性基因TFM出了问题。TFM是雄性激素受体基因，当受体基因为显性时可形成雄性激素受体。有了雄性激素受体才能使雄性激素发挥正常作用，从而长成正常男性。当显性基因TFM发生了突变，变成了隐性基因（tfm）时，就不能产生受体。此时即使有雄性激素，因为缺乏了雄性激素受体，雄性激素也不能发挥其功效，从而导致输精管、精囊腺、附睾等直接依赖雄性激素（睾酮）分化的性器官不能分化，使患者向女性方向发展，形成男性假两性畸形。正是因为雄性激素受体的存在，医学上可根据受体缺乏程度，再将男性假两性畸形细分为不完全型和完全型两种。其中，不完全型因受体部分缺陷，体内还有一部分雄激素生物效应，外生殖器可有一定程度的男性化，如阴蒂肥大、阴唇部分融合等。

通过以上的介绍，我们明白了为什么会患上假两性畸形。谈到假两性畸形的治疗，很多朋友肯定会想，既然主要是激素出现了紊乱，那么补充相应激素是否可以治疗假两性畸形？

对于女性假两性畸形，在医学上药物和手术联合治疗是主要的治疗方法。药物治疗主要是终身服用可的松类药物，调节体内的激素水平；手术主要是纠正外生殖器畸形。我们要明白其中的原理，还是先从病因出发。如果是先天性肾上腺皮质增生所引起的女性假两性畸形，我们可以通过补充糖皮质激素使"总调节器"垂体感受到糖皮质激素已经足够了，不再分泌相关的激素，从而缓解肾上腺皮质增生，减少性激素的分泌。在激素治疗的同时应该监测体内激素水平，药物的维持剂量应个体化，依据体格检查和血浆激素水平及生长曲线、骨龄等矫正其剂量，激素补充过量、不足或不当的停药均不利于正常发育，具体要依靠专业医生的帮助。

对于男性假两性畸形，应早期诊断、早期治疗，患者的性别应根据诊断做出选择，通过手术和配合雄激素进行治疗。

综上所述，补充相应激素可以治疗假两性畸形，具体的服药方案，需要根据专业的医生进行指导。

98

如何通过手术治疗两性畸形？

在医学上，染色体、外生殖器、生殖道、性腺四方面表现一致，这是确定一个人的性别的基础。如果这四方面出现矛盾，即可判为两性畸形。根据性腺的病检及染色体检查，初步可将两性畸形再分为真两性畸形、假两性畸形和性染色体畸变三种类型。

提到两性畸形的手术治疗，我们先看一则病例：2015年10月17日，来自重庆的男性假两性畸形患者陈某通过手术恢复正常男性体征，结束了22年的女性生活。陈某出生时一直被当成女婴抚养，青春期前后家人才发现他的异常，但是直到22岁才进行手术治疗。陈某的内外生殖器均为男性。他腹腔内无卵巢、子宫，下身展现出的女性特征是"像"而非"是"。真实病症是"尿道下裂"，尿道口在会阴部。手术后，陈某的尿道被重建，外生殖器得到修复，恢复成一位真正的男子汉。

由上面的病例我们可以了解到，除了前文谈到的激素治疗，手术治疗也是治疗两性畸形的重要手段。两性畸形的治疗目的，是经手术或（及）药物治疗后，成为单一性别并具备性功能。因此，性别的选择十分关键，不能仅依据染色体核型，同时还要考虑到患者本人的愿望、外生殖器情况、性腺探查及内生殖器情况、现社会性别、年龄等因素。手术类型主要包括两性畸形的矫治和肾上腺切除。下面就这两方面谈谈两性畸形的矫治。

（1）重赋社会性别。社会性别的确定基于多种因素，包括基因性别、外生殖器的解剖状态、性腺和生殖道的潜在功能性及当前的社会性别等，分析利弊风险，并与其本人或父母充分沟通。推荐优先选择基因性别作为社会性别，保护可能的生育功能。通俗地说，就是在充分尊重患者本人和家属意见的基础上，优先选择患者本身固有的性别，结合其现有的性征，并尽量使其能够具有生育能力。比如重庆小伙子陈某，结合其基因性别为男性，腹腔内无卵巢、子宫和个人家庭等因素，因此优先选择恢复男性性征。

（2）手术矫治。手术矫治包括"矛盾"性腺的切除和外生殖器的重建。该手术的基本原则：尽量保护生育能力、维持良好的性功能、恰如其分改造性别外观、创造稳定的性别特征、维持社会心理健康。社会性别与基因性别矛盾者切除其性腺，如 17α-羟化酶缺陷的男性选择女性社会性别者应切除隐睾。外生殖器重建的目的在于恢复正常解剖和性别外观、保持正常的性功能、矫正或预防泌尿系畸形或并发症。一般多重建女性外生殖器，仅当阴茎发育较好，估计成形术后有男性性功能者方可考虑男性重建手术。但对于肾上腺切除，一般不采用，仅限于激素替代治疗难以控制病情的患者。

关于重建手术方式，描述比较专业，大家仅作了解：①女性外阴成形包括阴蒂手术和阴道成形。阴蒂手术推荐保留阴蒂背血管神经束的阴蒂成形术，术后阴蒂外形、大小符合女性外阴的美学特点，并保持应有的性敏感性。阴道手术包括后联合切开、阴道远端成形及尿道成形等，手术方式取决于阴道、尿道开口位置及阴唇融合的程度，术后定期模具扩张或婚后规律的性生活以避免阴道狭窄。②男性外阴成形包括阴茎伸直术、尿道成形术、阴囊重建、睾丸复位或隐睾切除等。

关于手术时机：阴蒂手术推荐在2岁至入学前进行，过早易复发，过晚可能影响性心理发育；阴道成形术推荐在青春期后、婚前进行，但阴道闭合者应在青春期前完成，以免影响经血排出。国外亦有建议婴儿期行阴蒂阴道成形术者。男性外阴成形推荐在学龄前完成。男性假两性畸形如社会性别为女性，青春期前切除阴茎及隐睾，必要时根据婚姻需要行阴道成形术。

综上所述，两性畸形是可以手术进行治疗，具体还需寻找专业的泌尿外科医生进行指导治疗。

99

糖皮质激素药物有哪些?

近几年，在微信朋友圈上卖面膜的生意越来越火，也成了很多爱美女性常谈的话题。然而，最近的新闻却屡屡曝光了微信朋友圈热销面膜检测出激素最高超标6 000倍。据调查，微商面膜多出自黑作坊，原料低劣且添加"皮肤鸦片"糖皮质激素，一时间，糖皮质激素成了万人唾骂的"恶魔激素"，让人唯恐避之不及。在现实生活中，很多人对激素类药物也比较抗拒，主要有两大担心：激素类药物会不会有依赖性？激素会不会对人体正常的生长发育产生很大的影响？

其实，所谓的激素类药物是临床使用颇广的一类药物，具有抗炎、抗过敏、抗休克、免疫抑制等重要作用。激素类药物可以分为：糖皮质激素、盐皮质激素、去甲肾上腺激素、孕激素、雌性激素、雄性激素等。很多疾病，比如风湿病、甲亢、自身免疫性皮肤病甚至某些白血病等等，也包括肾上腺的一系列疾病，都必须用到。

一般情况下，平时我们所说的激素类药物在没有特别指定时，是指肾上腺糖皮质激素类药物，即糖皮质激素药物。糖皮质激素药物是激素类药物的一种，长期大量使用糖皮质激素会产生一系列副作用，如向心性肥胖（满月脸、水牛背）、骨质疏松、继发高血压等。某些不良商家在面膜中添加糖皮质激素，以求达到暂时的"好效果"，但长期或不正确使用糖皮质激素会导致血管扩张、皮肤萎缩、激素依赖性皮炎等严重后果。使用这些添加激素的美容用品，面部的疾病并没有从根本上得到改善，只是被皮质类固醇掩盖了症状而已，长此以往，不仅会导致药物本身的不良反应，还会使面部的正常微环境遭到破坏。

人们常常希望药物既能非常有效，又能非常安全，而现实则没有那么美好。我们所面对的，往往是像糖皮质激素这样既是"天使"又可能成为"魔鬼"的药物。一味地担心副作用而远离它们，不能真正解决问题，所以合理选择和使用糖皮质激素变得尤为重要。

在生活中，糖皮质激素药物一般都是以"某某松"来命名，如地塞米松、泼尼松、氢化可的松等，那怎么区分和选择呢？

糖皮质激素的分类依据主要是根据它们在体内作用时间的长短来划分。短效糖皮质激素作用时间约为8~12h，中效为18~36h，长效为36~54h。要轻松地记住这类药物，有一句口诀："可的、泼尼、长米松，中效冲击甲强龙"。短效糖皮质激素：大部分名字与"可的"有关，如可的松、氢化可的松；中效糖皮质激素：多带"泼尼"二字，如泼尼松、泼尼松龙、甲泼尼松等，而中效常用药物甲强龙是唯一可应用于冲击疗法的药物。长效糖皮质激素：所谓"长米松"，其实就是长效药物多含"米松"的名称，如地塞米松、倍他米松。

知道了如何区分糖皮质激素药物，那么该如何选择呢？

短效激素如可的松、氢化可的松，这类药物抗炎效力相对较弱，作用时间短，不适宜风湿病治疗，主要作为肾上腺皮质功能不全的替代治疗。中、长效激素为人工合成激素。中效激素包括：泼尼松、泼尼松龙、甲泼尼龙、曲安西龙。抗风湿病治疗主要选用中效激素。长效激素如地塞米松，抗炎效力强，作用时间长，但对下丘脑-垂体-肾上腺轴抑制明显，不适宜长疗程用药，只可作为临时性用药，如抗过敏等。倍他米松也是长效激素，主要用于局部封闭，现常用的是复方倍他米松。使用时这三类药物剂量可以相互换算如下：地塞米松0.75mg=泼尼松5mg=甲强龙4mg=氢化可的松20mg。

糖皮质激素药物是一把双刃剑，使用时还需依据具体疾病和相关病情进行选择，所以应用糖皮质激素药物之前，还是需要寻求专业医生的建议。

100

治疗肾上腺疾病的经典药物有哪些？

肾上腺疾病种类繁多，大多与这些激素的功能息息相关，且多以手术治疗为主，但也有很多经典药物用以作为内科治疗或者外科手术的辅助治疗。下面就来介绍几种经典的用于肾上腺疾病治疗的药物。

（1）米托坦：又称为密妥坦、氯苯二氯乙烷、解腺瘤片、主要适用于无法手术的、功能性和非功能性肾上腺皮质癌、肾上腺皮质增生及肿瘤所致的皮质醇增多症。肾上腺皮质癌是一类发病率低，但是恶性程度很高的肿瘤，目前除了手术治疗没有更好的药物治疗方案。密托坦虽然临床有效率不高，但是对手术不能治疗的肾上腺皮质癌几乎已经是唯一的治疗手段。

（2）α–甲基对位酪氨酸：为酪氨酸羟化酶的竞争性抑制剂，可阻断儿茶酚胺合成。主要用于嗜铬细胞瘤的药物治疗。

（3）赛庚啶：是经典的抗过敏药，可用于荨麻疹、湿疹、过敏性和接触性皮炎、皮肤瘙痒等过敏反应。同时它也是血清素的竞争剂，而血清素可兴奋下丘脑–垂体轴而释放ACTH，而赛庚啶可抑制垂体分泌ACTH。适用于双侧肾上腺增生的治疗。在双侧肾上腺全切除或次全切除术后皮质功能不足的情况下，一方面补充皮质激素，一方面服用赛庚啶能减少垂体瘤的发生机会。赛庚啶还可用于原发性醛固酮增多症。

（4）螺内酯：又称为安体舒通，这个药很多人都不陌生，因为它是一种经典的降压药，前文也多次提到这个药物。螺内酯是原发性醛固酮增多症治疗的首选药物，它与肾小管细胞质及核内的受体结合，与醛固酮起竞争性抑制作用，致使潴钾排钠。当体内醛固酮过多时，螺内酯作用特别明显，但醛固酮的合成不受影响，用药期间醛固酮的含量不变。

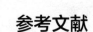

参考文献

[1] 吴阶平. 吴阶平泌尿外科学[M]. 济南：山东科学技术出版社，2004.

[2] 李黎明. 肾上腺疾病的外科治疗[M]. 北京：科学技术文献出版社，2011.

[3] 那彦群，郭振华. 实用泌尿外科学[M]. 北京：人民卫生出版社，2009.

[4] 梅骅，陈凌武，高新. 泌尿外科手术学[M]. 北京：人民卫生出版社，2013.

[5] 叶章群. 肾上腺疾病[M]. 北京：人民卫生出版社，1997.

[6] 白人驹. 医学影像诊断学[M]. 2版. 北京：人民卫生出版社，2006.

[7] 姜永光. 实用肾上腺临床[M]. 北京：科学技术文献出版社，2015.

[8] 沈周俊. 现代肾上腺外科诊疗学[M]. 上海交通大学出版社，2015.

[9] 孙则禹. 现代肾上腺外科学[M]. 南京：南京大学出版社，1998.

[10] 那彦群，叶章群，孙颖浩，孙光. 中国泌尿外科疾病诊断治疗指南[M]. 北京：人民卫生出版社，2014.

[11] 魏恩. 坎贝尔-沃尔什泌尿外科学[M]. 郭应禄，周利群，译. 北京：北京大学医学出版社，2009：1919-1990.

[12] 胡卫列，吴义高．再谈肾上腺静脉采血在原发性醛固酮增多症中的应用[J]．中华腔镜泌尿外科杂志（电子版），2017，（1）：1-3.

[13] 陈适，潘慧，朱慧娟．邢小平，夏维波，孙琦．从转化医学角度内分泌代谢疾病临床诊断思路[J]．协和医学杂志，2014（3）：360-362.

[14] 徐云泽，祝宇，赵菊平等.小嗜铬细胞瘤的诊断与外科治疗[J]．中华泌尿外科杂志，2014，（7）：486-489.

[15] 徐烈雨．嗜铬细胞瘤的诊断和治疗进展[J]．国际泌尿系统杂志，2014，34（4）：580-585.

[16] 胡卫列，肾上腺肿瘤诊断新思路[J]．中华腔镜泌尿外科杂志（电子版），2013，（4）：1-3.

[17] 张磊；胡卫列，肾上腺肿瘤评分系统的创立[J]．中华腔镜泌尿外科杂志（电子版），2017，（5）：1-5.

[18] 闫朝丽，侯俊秀．原发及继发性肾上腺少见疾病的诊治现状[J]．内蒙古医科大学学报，2010，（2）：34-38.

[19] 王先进，沈周俊，钟山，等．恶性副神经节瘤的诊治探讨[J]．临床泌尿外科杂志，2011，26（8）：574-578.

[20] 聂奇伟，胡卫列．肾上腺皮质癌靶向治疗研究进展[J]．中华泌尿外科杂志，2017，（9）：715-718.